Função Renal
E EXAME DE URINA

FUNÇÃO RENAL E EXAME DE URINA
Coleção 156 Perguntas e Respostas
Adagmar Andriolo
Sarvier, 1ª edição, 2012

Produção Gráfica
CLR Balieiro Editores Ltda.

Revisão
Maria Ofélia da Costa

Capa
Memo Editorial

Impressão/Acabamento
Forma Certa

Direitos Reservados
Nenhuma parte pode ser duplicada ou
reproduzida sem expressa autorização do Editor

sarvier

Sarvier Editora de Livros Médicos Ltda.
Rua dos Chanés 320 – Indianópolis
CEP 04087-031   Telefax (11) 5093-6966
E-mail: sarvier@sarvier.com.br
São Paulo – Brasil

Dados Internacionais de Catalogação na Publicação (CIP)
(Câmara Brasileira do Livro, SP, Brasil)

Andriolo, Adagmar
    Função renal e exame de urina / Adagmar Andriolo ;
org. Carmen Paz Oplustil. -- São Paulo : SARVIER,
2012. -- (Coleção 156 perguntas e respostas)

Vários colaboradores
Bibliografia
ISBN 978-85-7378-233-2

1. Aparelho urinário - Doenças 2. Diagnóstico
laboratorial 3. Laboratórios patológicos 4. Nefrologia
5. Perguntas e respostas 6. Urina - Análise 7. Urologia
I. Oplustil, Carmen Paz. II. Título.

	CDD-616.07566
12-10374	NLM-QY 185

Índices para catálogo sistemático:

1. Função renal e exame de urina : Exames clínicos
    laboratoriais : Ciências médicas   616.07566

Função Renal
E EXAME DE URINA

Adagmar Andriolo

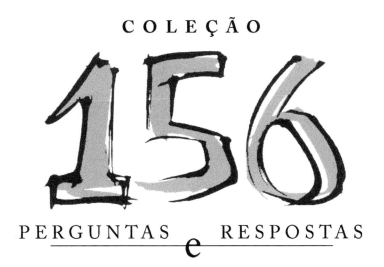

COLEÇÃO 156 PERGUNTAS e RESPOSTAS

Org. Carmen Paz Oplustil

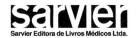

Colaboradores

ADAGMAR ANDRIOLO

Médico Patologista Clínico. Professor Adjunto Livre-Docente do Departamento de Medicina da Escola Paulista de Medicina – EPM-UNIFESP. Assessor Médico de Dhomo – Assessoria Diagnóstica de Referência.

ALVARO PULCHINELLI JR.

Médico Patologista Clínico. Doutor em Ciências pela Escola Paulista de Medicina – EPM-UNIFESP. Preceptor do Centro Alfa EPM-UNIFESP. Médico da Promoção da Saúde – Medicina Integrada do Grupo Fleury.

ARMANDO ALVES DA FONSECA

Médico Patologista Clínico. Diretor-Presidente do laboratório DLE.

ARMANDO MORALES JR.

Farmacêutico Bioquímico. Especialista em Gestão e Controle Ambiental em Serviços de Saúde. Gestor da Qualidade do Laboratório Central do Hospital São Paulo – EPM – UNIFESP.

CARLOS EDUARDO DOS SANTOS FERREIRA

Médico Patologista Clínico. Mestre em Medicina pela Escola Paulista de Medicina da Universidade Federal de São Paulo – EPM-UNIFESP, MBA – Insper/Hospital Israelita Albert Einstein. Professor de Patologia Clínica do Departamento de Medicina da EPM-UNIFESP.

CARMEN PAZ OPLUSTIL

Biomédica. Mestre em Microbiologia pelo Instituto de Ciências Biológicas da Universidade de São Paulo – ICB-USP. Diretora da Formato Clínico e GC2 – Gestão do Conhecimento Científico.

CÉLIA REGINA GARLIPP

Farmacêutica Bioquímica. Doutora em Genética Humana e Antropológica pela Universidade Estadual de Campinas. Professora Associada do Departamento de Patologia Clínica da Faculdade de Ciências Médicas da Universidade Estadual de Campinas – UNICAMP.

CRISTINA KHAWALI

Médica Endocrinologista. Doutora em Ciências da Saúde pela Escola Paulista de Medicina da Universidade Federal de São Paulo – EPM-UNIFESP.

FLAVIO FERRAZ DE PAES E ALCÂNTARA

Médico Patologista Clínico. Doutor em Medicina pela Faculdade de Medicina da Universidade de São Paulo FMUSP. Médico Assistente da Divisão de Laboratório Central do HC-FMUSP. *Post-Doctoral fellow* no *The Scripps Research Institute* (TSRI).

GIANNA MASTROIANNI KIRSZTAJN

Professora Adjunta Livre-Docente da Disciplina de Nefrologia da Escola Paulista de Medicina – EPM-UNIFESP.

GUSTAVO AGUIAR CAMPANA

Médico. Especialista em Patologia Clínica pela Faculdade de Medicina da Universidade de São Paulo – FMUSP. Diretor da Formato Clínico e GC2 – Gestão do Conhecimento Científico.

LAIS PINTO DE ALMEIDA

Médica. Especialista em Patologia Clínica pela Faculdade de Medicina da Universidade de São Paulo – FMUSP e SBPC/ML. Coordenadora Médica da Unidade Laboratorial do Hospital Municipal Dr. Moysés Deutsch do Departamento de Patologia Clínica do Hospital Israelita Albert Einstein – HIAE. Médica do Laboratório de Investigação Médica – LIM56 da Faculdade de Medicina da Universidade de São Paulo – HC-FMUSP.

NAIRO MASSAKAZU SUMITA

Médico Patologista Clínico. Professor Assistente Doutor da Disciplina de Patologia Clínica pela Faculdade de Medicina da Universidade de São Paulo. Diretor do Serviço de Bioquímica Clínica da Divisão de Laboratório Central do HC-FMUSP (LIM-03 da Patologia Clínica). Assessor Médico em Bioquímica Clínica do Fleury Medicina e Saúde. Diretor Científico da Sociedade Brasileira de Patologia Clínica/Medicina Laboratorial (SBPC/ML) – Biênio 2012/2013. Consultor Científico do Latin American Preanalytical Scientific Committee (LASC) e Membro do specimencare.com Editorial Board.

PAULA VIRGINIA BOTTINI

Médica Patologista Clínica. Doutora em Medicina Interna pela Faculdade de Ciências Médicas da Universidade Estadual de Campinas – UNICAMP.

RICARDO ROSENFELD

Médico. Especialista em Patologia Clínica pela Faculdade de Medicina da Universidade de São Paulo – FMUSP.

Prefácio

Foi com bastante interesse que tive a oportunidade de prefaciar este livro: "Função Renal e Exame de Urina, 156 Perguntas e Respostas".

Esta publicação atualizada, composta por 15 colaboradores, fornece um conteúdo muito útil para as diferentes especialidades, níveis de leitores (estudantes de graduação, residentes, pós-graduandos e médicos em geral), bem como para profissionais da área da saúde (enfermeiros, bioquímicos, químicos, farmacêuticos, biólogos, fisioterapeutas e outros).

A abordagem na forma das principais dúvidas torna o livro de agradável leitura, muito didático e simples de consultar. Os temas estão apresentados de forma racional, enfocando o importante "exame de urina", um dos mais importantes instrumentos de diagnóstico na prática médica. Avaliam sua biossegurança, seu controle de qualidade e outras características. Respondem questões no que diz respeito à microscopia do sedimento urinário e o uso de tiras diagnósticas.

A estas perguntas/respostas seguem os testes laboratoriais da creatinina, cistatina C, da depuração renal e algumas afecções renais, como Glomerulonefrites, Infecção urinária e Litíase renal.

Finalizam o conjunto de 156 perguntas e respostas com aquelas envolvidas nos Erros inatos do metabolismo e na Toxicologia.

Assim, esta publicação atualizada, pela singular apresentação das dificuldades cotidianas do Laboratório Clínico, de muito irá auxiliar o profissional da área da Saúde.

Mais ainda, pela qualificação dos Autores, sela o excelente padrão profissional dos Colegas atuantes nesta importante especialidade.

Parabéns, desejo ótima e prazerosa leitura.

Nestor Schor

Professor Titular de Nefrologia da Escola Paulista de
Medicina – EPM-UNIFESP. Membro Titular da Academia
Brasileira de Ciências. Membro Titular da Academia
Nacional de Medicina.

Prefácio

O avanço do conhecimento na área médica ocorre em uma velocidade difícil de ser acompanhada.

O fácil acesso aos portais da internet, com conteúdo médico, tem facilitado a atualização dos profissionais. Porém nem sempre a informação está disponível para responder a uma pergunta específica, o que torna a pesquisa nesses portais às vezes estafante. Toda iniciativa que facilite a busca da informação de forma rápida representa uma inovação.

Uma obra como esta que se propõe a discutir um tema bastante prático e comum, que é a avaliação da função renal e do exame de urina, sob a forma de perguntas e respostas, é muito bem vinda.

Neste livro, são abordados capítulos, assuntos específicos bastante abrangentes que incluem desde técnicas laboratoriais até a interpretação clínica dos exames.

Em 156 perguntas e respostas escritas por eminentes especialistas, esta publicação pretende esclarecer todas as dúvidas referentes ao tema. Essa obra, sem dúvida, será de grande utilidade para todos os profissionais que atuam nas áreas laboratorial e clínica.

Parabéns à Dra. Carmen Paz Oplustil e ao Dr. Adagmar Andriolo pela iniciativa tão criativa, e aos colaboradores que tornaram esta obra tão útil e prática.

Valdemar Ortiz
Professor Titular de Urologia da Escola Paulista
de Medicina – EPM-UNIFESP

Apresentação

É com satisfação que lançamos o livro **Função Renal e Exame de Urina, 156 Perguntas e Respostas** que faz parte da Coleção 156 Perguntas e Respostas. Este livro se justifica por não haver, na literatura médica nacional, obra semelhante, apesar da importância do Laboratório Clínico na avaliação da função renal e nas potencialidades que o exame de urina proporciona para a prática médica diária.

Este, seguramente, não é um livro que possa ser considerado tradicional. Não contém textos longos sobre temas gerais, apenas perguntas e respostas curtas e diretas, sobre assuntos pontuais. Também não é inédito, uma vez que foi elaborado seguindo o modelo do livro Microbiologia Clínica, 156 Perguntas e Respostas, de Mendes C et al.

Esta obra tem como objetivo auxiliar aos profissionais de laboratório, estudantes e clínicos na difícil tarefa de racionalizar o uso do laboratório clínico pela interpretação adequada dos resultados.

Nosso convívio diário com acadêmicos, residentes e outros integrantes da área de saúde, e a responsabilidade de contribuir para a formação de novos profissionais, nos encorajaram e motivaram a aceitar este desafio.

A observação rápida do índice já evidencia que a escolha dos assuntos não seguiu a divisão clássica das áreas de conhecimento do laboratório clínico; optou-se por uma abordagem mais compreensiva dos recursos diagnósticos dos eventos mais frequentes. Temos consciência de que não esgotamos os assuntos, pois, a cada dia, somos surpreendidos com novas perguntas...

Para a elaboração deste Manual, contamos com o concurso de profissionais escolhidos pelas suas qualidades científicas e experiência, o que permitiu que cada pergunta fosse abordada com precisão e propriedade.

Agradecemos a cada um destes colegas a disponibilidade e a generosidade pela concordância em ceder o tempo e compartilhar o conhecimento.

Agradecemos, também, a todos os demais integrantes do projeto, particularmente à Editora Sarvier, pelo apoio constante e incondicional.

Temos a expectativa de que este trabalho contribua para um melhor entendimento e prática da Medicina Laboratorial em benefício do seu usuário final, o paciente.

Adagmar Andriolo
Carmen Paz Oplustil

Conteúdo

I Fisiologia Renal

1 Quais são, genericamente, as funções desempenhadas pelos túbulos renais?... 3
Nairo Massakazu Sumita

2 Quais são os recursos laboratoriais úteis para a caracterização da acidose tubular renal (ATR)?.. 5
Nairo Massakazu Sumita

3 Qual é o mecanismo de regulação renal do bicarbonato?............................ 7
Carlos Eduardo dos Santos Ferreira
Lais Pinto de Almeida

4 Em que consiste a prova de concentração urinária? 9
Nairo Massakazu Sumita

5 Como a acidose metabólica pode ser caracterizada laboratorialmente?........ 10
Nairo Massakazu Sumita

6 Como a acidose respiratória pode ser caracterizada laboratorialmente?....... 12
Nairo Massakazu Sumita

7 Como a alcalose metabólica pode ser caracterizada laboratorialmente?....... 13
Nairo Massakazu Sumita

8 Como a alcalose respiratória pode ser caracterizada laboratorialmente? 15
Nairo Massakazu Sumita

9 O que é ânion *gap* e como este parâmetro é determinado no laboratório clínico?... 16
Nairo Massakazu Sumita

10 Qual é o efeito fisiológico do mecanismo denominado "contracorrente" observado nos néfrons justaglomerulares sobre o filtrado glomerular?............ 17
Nairo Massakazu Sumita

11 Por qual mecanismo o hormônio antidiurético regula a concentração final da urina? Como está a concentração deste hormônio quando o organismo está desidratado e qual é o volume de urina esperado nesta situação? 19
Nairo Massakazu Sumita

12 Qual é o significado clínico de osmolalidade plasmática? 21
Nairo Massakazu Sumita

13 A relação das osmolalidades urinária e sérica em um paciente com poliúria e polidipsia é 1:1. A razão continua a ser a mesma em uma amostra testada às 10 horas. Vasopressina é administrada por via subcutânea e a restrição hídrica é mantida até às 14 horas.

Qual transtorno estes sintomas e resultados laboratoriais iniciais indicam? Se a relação da amostra das 14 horas for de 3:1, qual será a causa da desordem? Se a relação da amostra das 14 horas permanecer 1:1, qual será a causa da doença do paciente? 23

Cristina Khawali

14 Em que consiste o sistema renina-angiotensina-aldosterona? 25

Carlos Eduardo dos Santos Ferreira
Lais Pinto de Almeida

15 Um paciente apresenta queda súbita na pressão arterial sistêmica.

Quais são os mecanismos renais relacionados com a regulação da pressão arterial? Como estes mecanismos resultam em aumento do volume sanguíneo? Qual é a resposta renal quando a pressão arterial retorna ao normal? .. 27

Carlos Eduado dos Santos Ferreira
Lais Pinto de Almeida

16 Qual é o mecanismo tubular de reabsorção de glicose? 29

Cristina Khawali

17 Quais são as semelhanças e diferenças observadas na clínica e no exame de urina de rotina em portadores de *diabetes mellitus* e *diabetes insipidus*? 30

Cristina Khawali

18 O que é a fração de excreção de sódio (FE_{Na})? 32

Nairo Massakazu Sumita

II Avaliação Laboratorial

19 Quais são as características da creatinina que permitem sua utilização como biomarcador da filtração glomerular? 35

Flavio Ferraz de Paes e Alcântara
Carlos Eduardo dos Santos Ferreira
Lais Pinto de Almeida

20 Quais são as principais limitações do uso da creatinina como biomarcador da filtração glomerular? 37

Flavio Ferraz de Paes e Alcântara
Carlos Eduardo dos Santos Ferreira
Lais Pinto de Almeida

21 Quais são as características ideais para que uma substância possa ser utilizada como biomarcador da filtração glomerular? 39

Flavio Ferraz de Paes e Alcântara

22 Qual é o valor da depuração de creatinina de um paciente que apresenta volume urinário de 24 horas 1.000mL; creatinina sérica 2,10mg/dL; creatinina urinária 3,0g/L? 40

Adagmar Andriolo

23 Quais são as principais limitações do uso da depuração da creatinina como biomarcador da taxa de filtração glomerular em pacientes com algum grau de insuficiência renal? 41
Flavio Ferraz de Paes e Alcântara

24 Como podemos estimar a taxa de filtração glomerular utilizando a fórmula de Cockcroft e Gault e como o resultado obtido deve ser reportado? (paciente de 50 anos de idade, creatinina sérica de 1,12mg/dL e peso corporal de 72 quilos). 42
Flavio Ferraz de Paes Alcântara

25 Como podemos estimar a taxa de filtração glomerular pela fórmula MDRD (*Modification of Diet in Renal Disease*) de um paciente de 50 anos de idade, do sexo masculino, que apresente creatinina sérica de 1,11mg/dL, etnicamente identificado como afro-brasileiro, considerando que o método de dosagem não é referenciado ao método de espectrometria de massas com diluição isotópica? 44
Flavio Ferraz de Paes e Alcântara
Adagmar Andriolo

26 Como podemos estimar a taxa de filtração glomerular pela fórmula MDRD (*Modification of Diet in Renal Disease*) de um paciente de 50 anos de idade, do sexo masculino, que apresente creatinina sérica de 1,11mg/dL, etnicamente identificado como afro-brasileiro, considerando que o método de dosagem não é referenciado ao método de espectrometria de massas com diluição isotópica? 46
Flavio Ferraz de Paes e Alcântara
Adagmar Andriolo

27 Como podemos estimar a taxa de filtração glomerular de um paciente com 5 anos de idade, altura de 80 centímetros, com creatinina sérica de 0,56mg/dL, por método referenciado ao de espectrometria de massas? 48
Flavio Ferraz de Paz e Alcântara

28 Os valores de referência da taxa de filtração glomerular (TFG) habitualmente aceitos para indivíduos adultos são de 85 a 125mL/min/1,73m² e de 75 a 115mL/min/1,73m², para homens e mulheres, respectivamente.
Quais são os intervalos aceitáveis para as diferentes faixas etárias? 49
Flavio Ferraz de Paes e Alcântara

29 O que é depuração renal e como justificar seu uso para a avaliação da filtração glomerular? 50
Carlos Eduardo dos Santos Ferreira
Lais Pinto de Almeida

30 O que é cistatina C e qual sua utilidade na avaliação da função renal? 51
Flavio Ferraz de Paes Alcântara

III Exame de Urina

31 A quais riscos biológicos o pessoal técnico da seção de exame de urina está sujeito e como estes riscos podem ser minimizados?..................... 55
Armando Morales Jr.
Gustavo Aguiar Campana

32 Como deve ser realizado o descarte das amostras e demais materiais utilizados na seção de exame de urina? 57
Armando Morales Jr.
Gustavo Aguiar Campana

33 Em que consiste o controle externo da qualidade (CEQ)? 59
Armando Morales Jr.

34 Como deve ser feito o controle de qualidade da dosagem de creatinina?..... 60
Armando Morales Jr.

35 Como pode ser realizado o controle de qualidade das tiras reagentes?........ 62
Paula Virginia Bottini

36 Como pode ser feito o controle de qualidade dos equipamentos de leitura das tiras reagentes?..................... 64
Célia Regina Garlipp

37 Como deve ser feito o controle de qualidade dos equipamentos automáticos que realizam a contagem de elementos figurados de urina? 65
Armando Morales Jr.

38 Uma amostra de urina de cor verde-amarela com resultados das pesquisas para glicose e bilirrubina negativas deve ser validada ou há necessidade de se solicitar nova amostra?..................... 67
Gustavo Aguiar Campana

39 Uma amostra de urina de cor amarelo-escura, ao ser agitada, produziu uma espuma branca. Esta amostra deve ser validada ou há necessidade de se solicitar outra?..................... 68
Gustavo Aguiar Campana

40 Ao exame, uma amostra de urina revelou-se turva, com forte cheiro de amoníaco. Esta amostra deve ser validada ou há necessidade de se solicitar outra?..................... 69
Gustavo Aguiar Campana
Adagmar Andriolo

41 Quais são os tipos de amostra de urina adequados para a realização de cultura?..................... 71
Carmen Paz Oplustil

42 Qual é a amostra de escolha para exame de urina de rotina?..................... 73
Gustavo Aguiar Campana

43 Qual é o racional da solicitação de exame em urina de 24 horas? 74
Paula Virginia Bottini
Adagmar Andriolo

44 Quais são os cuidados que devem ser tomados em relação à velocidade e ao tempo de centrifugação da urina para que os elementos figurados se mantenham íntegros?... 75
Armando Morales Jr.

45 Quais são os cuidados operacionais que devem ser tomados em relação à centrifugação de amostras de urina?.. 76
Armando Morales Jr.

46 Como é calculada a força centrífuga relativa e em que unidade ela é expressa?... 77
Armando Morales Jr.

47 Quais são as duas causas pré-analíticas que podem ser responsabilizadas por resultado falso-negativo na pesquisa de glicose na urina? Como poderia ser coletada uma amostra que reflita, com maior precisão, o metabolismo de glicose?.. 79
Cristina Khawali

48 Quais os cuidados pré-analíticos que devem ser observados para a interpretação correta do resultado da dosagem de microalbuminúria?..................... 81
Cristina Khawali

49 Quais produtos químicos podem ser utilizados para preservar uma amostra para exame de urina de rotina e de cultura sem comprometer os resultados?... 83
Gustavo Aguiar Campana

50 Quais são as alterações mais frequentemente observadas em amostras de urina mantidas à temperatura ambiente por longos períodos de tempo, em relação ao pH, elementos celulares, bactérias, nitrito, cilindros e cristais?..... 85
Célia Regina Garlipp
Gustavo Aguiar Campana

51 Quais são as alterações mais frequentemente observadas em amostras de urina mantidas à temperatura ambiente por longos períodos de tempo, em relação a cor, aspecto, glicose, corpos cetônicos, bilirrubinas e urobilinogênio?... 87
Carlos Eduardo dos Santos Ferreira
Lais Pinto de Almeida

52 Quais os cuidados que devem ser tomados para preservar uma amostra para exame de urina de rotina que não pode ser realizado em 2 horas após a coleta?.. 88
Carlos Eduardo dos Santos Ferreira
Lais Pinto de Almeida

53 Quais cuidados devem ser tomados caso não seja possível realizar o exame de urina em 2 horas após a coleta e também não for possível refrigerar a amostra?.. 89
Carlos Eduardo dos Santos Ferreira
Lais Pinto de Almeida

54 Uma senhora observou que a urina emitida após o almoço estava vermelha e a levou ao laboratório. Os resultados estavam todos dentro dos intervalos de referência, apenas a cor era referida como vermelha. Ao questionar o médico, este a tranquilizou, dizendo que era por ela ter ingerido beterraba. Ela estranhou, pois seu esposo tinha ingerido até mais beterraba do que ela e a urina dele continuava amarela.

A conduta médica está correta?.. 91

Adagmar Andriolo

55 Uma paciente encaminha uma amostra de urina de 24 horas ao laboratório para a dosagem de creatinina, com volume total de 500mL. A recepção consultou a área técnica se a amostra poderia ser aceita ou não devido ao baixo volume.

Qual seria sua resposta? Qual será a interpretação do resultado se a concentração de creatinina for anormalmente baixa?... 92

Adagmar Andriolo

56 Quais são os procedimentos que devem ser tomados para minimizar a imprecisão da determinação da depuração renal de creatinina?........................ 93

Flavio Ferraz de Paes e Alcântara

57 Como garantir que o paciente se mantenha adequadamente hidratado durante todo o período de coleta das amostras de urina?................................. 94

Adagmar Andriolo

58 Qual é o princípio da reação responsável pela determinação do pH nas tiras reagentes mais comumente utilizadas em nosso meio e quais são os potenciais interferentes?... 95

Célia Regina Garlipp

59 Qual é o princípio da reação responsável pela pesquisa de densidade nas tiras reagentes mais comumente utilizadas em nosso meio e quais são os potenciais interferentes?.. 97

Paula Virginia Bottini
Adagmar Andriolo

60 Qual é o princípio da reação responsável pela pesquisa de proteínas nas tiras reagentes mais comumente utilizadas em nosso meio e quais são os potenciais interferentes?... 98

Paula Virginia Bottini

61 Qual é o princípio da reação responsável pela pesquisa de glicose nas tiras reagentes mais comumente utilizadas em nosso meio e quais são os potenciais interferentes?... 99

Paula Virginia Bottini

62 Qual é o princípio da reação responsável pela pesquisa de corpos cetônicos nas tiras reagentes mais comumente utilizadas em nosso meio e quais são os potenciais interferentes?.. 100

Paula Virginia Bottini

63 Qual é o princípio da reação responsável pela pesquisa de hemoglobina nas tiras reagentes mais comumente utilizadas em nosso meio e quais são os potenciais interferentes?.. 101

Célia Regina Garlipp

64 Qual é o princípio da reação responsável pela pesquisa de bilirrubinas nas tiras reagentes mais comumente utilizadas em nosso meio e quais são os potenciais interferentes?.. 102
Paula Virginia Bottini

65 Qual é o princípio da reação responsável pela pesquisa de urobilinogênio nas tiras reagentes mais comumente utilizadas em nosso meio e quais são os potenciais interferentes?.. 103
Paula Virginia Bottini

66 Qual é o princípio da reação responsável pela pesquisa de esterase leucocitária nas tiras reagentes mais comumente utilizadas em nosso meio e quais são os potenciais interferentes? 104
Célia Regina Garlipp

67 Qual é o princípio da reação responsável pela pesquisa de nitrito nas tiras reagentes mais comumente utilizadas em nosso meio e quais são os potenciais interferentes?.. 105
Célia Regina Garlipp

68 Uma paciente é atendida com queixas de dor nas costas, frequência urinária aumentada, volume reduzido e sensação de ardor ao urinar. Refere fazer uso habitual de altas doses de vitaminas. Os resultados do exame de urina de jato médio são: cor – amarelo-escura, aspecto – ligeiramente turvo; densidade – 1,012; pH – 7,0; pesquisas de proteínase de esterase leucocitária positivas. Ao exame microscópico, foram observados 10 hemácias, 50 leucócitos por campo, numerosas bactérias e raras células epiteliais.

O que explica as discrepâncias entre os resultados da tira reagente e da microscopia? Outros testes podem ser afetados pela presença de vitamina na amostra?.. 107
Alvaro Pulchinelli Jr.

69 Os resultados do exame de urina de um paciente diabético são: cor – amarela; aspecto – turvo; densidade – 1,020; pH – 5,5; pesquisas de proteínas e de esterase positivas; pesquisa de nitrito negativa; pesquisa de glicose positiva, 150mg/dL. Ao exame microscópico foram observados 3 hemácias e 50 leucócitos por campo, numerosas leveduras e hifas.

Existe discrepância entre os resultados das reações de nitrito negativa e de esterase leucocitária positiva? 109
Cristina Khawali

70 Em que consiste a proteinúria e como ela pode ser classificada?.................. 111
Gustavo Aguiar Campana
Adagmar Andriolo

71 Os resultados do exame de urina de um atleta, cuja amostra foi coletada após os exercícios físicos, são: cor – amarelo-escura; aspecto – ligeiramente turvo; densidade – 1,029; pH – 6,5; pesquisa de proteínas – 2+; pesquisa de de hemoglobina fracamente positiva. O paciente foi orientado a coletar uma amostra de urina pela manhã, antes da prática de qualquer atividade física.

Qual o objetivo desta orientação e quais são as alterações esperadas no segundo exame de urina?.. 113
Célia Regina Garlipp

72 Qual é o significado do resultado da pesquisa de proteínas positiva em um paciente diabético? 115

Cristina Khawali

73 Qual é o significado do encontro de componente monoclonal na eletroforese de proteínas urinárias e quais exames devem ser solicitados para esclarecimento diagnóstico? 117

Nairo Massakazu Sumita
Adagmar Andriolo

74 Qual é a utilidade da dosagem das cadeias leves livres das imunoglobulinas? 119

Nairo Massakazu Sumita

75 O que é proteína de Bence Jones? 120

Adagmar Andriolo

76 Qual é o conceito e qual o significado clínico de microalbuminúria? 122

Cristina Khawali

77 Um paciente é atendido após um episódio de síncope e o exame de sangue revela glicemia de jejum de 450mg/dL. Os resultados do exame de urina de rotina são: cor – amarelo-pálida; aspecto – límpido; densidade – 1,020; pH – 5,0; pesquisa de proteínas – positiva 1+; pesquisa de glicose – positiva 250mg/dL.

Qual é a relação entre os resultados de glicose no sangue e na urina e qual é o distúrbio metabólico mais provável? 124

Cristina Khawali

78 Como explicar uma pesquisa de glicose positiva na urina com glicemia dentro do intervalo de referência? 125

Cristina Khawali

79 Qual é o significado da pesquisa positiva de glicose na urina de um paciente com glicemia normal? 126

Cristina Khawali

80 Os resultados de um exame de urina de um paciente muito anêmico e ictérico são: cor – vermelha; aspecto – límpido; densidade – 1,020; pH – 6,0; pesquisa de hemoglobina fortemente positiva; pesquisa de bilirrubina negativa.

Estes resultados são indicativos de hematúria ou hemoglobinúria? Há alguma relação entre a condição clínica do paciente com o resultado da pesquisa de urobilinogênio urinário? 127

Adagmar Andriolo

81 Um indivíduo sofreu um acidente automobilístico e permaneceu várias horas preso às ferragens. As pernas foram muito machucadas, mas não houve fraturas. Um exame de urina de rotina forneceu os seguintes resultados: cor – vermelho-castanha; aspecto – límpido; densidade – 1,017; pH – 6,5; pesquisa de proteínas e de hemoglobina positivas.

Qual é a causa mais provável da reação positiva para hemoglobina? Este paciente precisa ser monitorado quanto a possíveis alterações na função renal? Como pode ser prevenida ou minimizada a lesão renal? 129

Alvaro Pulchinelli Jr.
Adagmar Andriolo

82 Um atleta é levado ao hospital com suspeita de fratura na perna, após colisão com um jogador adversário. Os resultados do exame de urina são: cor – amarelo-escura; aspecto – ligeiramente turvo; densidade – 1,030; pH – 5,5; pesquisa de proteínas – 2+; pesquisa de hemoglobina fracamente positiva. Ao exame microscópico foram observados 2 hemácias e 3 leucócitos por campo, algumas células epiteliais escamosas, alguns cilindros granulosos e hialinos.

Estes resultados são de relevância clínica?.. 131

Adagmar Andriolo

83 Um atleta traz uma amostra de urina coletada após a prática de esporte com aspecto límpido e de cor vermelha para o laboratório. Você esperaria ver hemácias ao exame microscópico desta urina? 132

Adagmar Andriolo
Alvaro Pulchinelli Jr.

84 Um paciente apresenta os seguintes resultados de um exame de urina pré-operatório por calculose de vesícula biliar: cor – amarela; aspecto – ligeiramente turvo; densidade – 1,022; pH – 6,0; pesquisa de bilirrubina fracamente positiva.

Os resultados das pesquisas de bilirrubina e de urobilinogênio estão compatíveis? Estes resultados têm alguma relação com o diagnóstico clínico deste paciente? 133

Adagmar Andriolo

85 Quais são as limitações da sedimentoscopia simples de urina? 134

Ricardo Rosenfeld

86 Em que consiste a microscopia óptica de campo claro e qual sua aplicação no exame de urina de rotina? 135

Adagmar Andriolo

87 Em que consiste a microscopia de fluorescência e qual sua aplicação no exame de urina de rotina e quais cuidados devem ser tomados para uma boa visualização dos elementos figurados?... 137

Adagmar Andriolo

88 Em que consiste a microscopia de contraste de fase e qual sua aplicação no exame de urina de rotina? 139

Adagmar Andriolo

89 Em que consiste a microscopia de luz polarizada e qual sua aplicação no exame de urina de rotina? 141

Adagmar Andriolo

90 Em que consiste a microscopia de campo escuro e qual sua aplicação no exame de urina de rotina? 143

Adagmar Andriolo

91 Qual é a importância na identificação dos diferentes tipos de células epiteliais na urina? 144

Ricardo Rosenfeld

92 Qual é a importância do achado de "células atípicas" na urina?................... 145

Ricardo Rosenfeld

93 Qual é a importância da identificação dos diferentes tipos de leucócitos na urina? 146
  Ricardo Rosenfeld

94 Quais são as características citológicas e qual o significado clínico atribuído às hemácias classificadas como dismórficas? 147
  Paula Virginia Bottini

95 Qual o significado do encontro de cilindros hemáticos no exame microscópico da urina? 149
  Adagmar Andriolo

96 A diferenciação clínica entre cistite e pielonefrite é relativamente fácil.
  Em relação ao exame de urina de rotina, qual é o elemento figurado que, se observado à microscopia, auxilia na caracterização de pielonefrite? 150
  Carmen Paz Oplustil

97 Como diferenciar hemácias, leveduras, gotículas de óleo no exame microscópico do sedimento urinário? 151
  Paula Virginia Bottini

98 Em que consiste a metodologia de citometria de fluxo e quais os seus principais pontos fortes e pontos fracos? 152
  Paula Virginia Bottini

99 Em que consiste a metodologia de análise de imagens digitalizadas e quais seus principais pontos fortes e pontos fracos? 154
  Célia Regina Garlipp

100 A utilização de metodologia automatizada para a realização do exame de urina implica alguma mudança nos intervalos de referência? 156
  Adagmar Andriolo

IV METODOLOGIA

101 Quais são os métodos disponíveis no laboratório clínico para se realizar determinação da densidade urinária? 159
  Alvaro Pulchinelli Jr.

102 Em exame de rotina de uma amostra de urina, foi observada uma densidade cuja leitura ultrapassa a escala do refratômetro, que tem como limite 1,035. É realizada uma diluição da amostra de 1:4 com água destilada e repetida a determinação da densidade. O novo resultado é 1,015.
  Qual é a densidade real da amostra? Como poderia ser obtida a densidade dessa amostra sem diluí-la? 161
  Adagmar Andriolo

103 Em exame de urina de rotina, foi observada uma densidade de 1,050. As pesquisas de glicose e de proteína foram positivas, com os resultados de 20g/L e 5g/L, respectivamente.
  Qual a correção necessária para que a densidade real possa ser liberada? 162
  Adagmar Andriolo

104 Quais são os métodos disponíveis no laboratório clínico para a determinação da osmolalidade? 163
Carlos Eduardo dos Santos Ferreira
Lais Pinto de Almeida

105 Como a capacidade de concentração/diluição urinárias pode ser avaliada no laboratório? 165
Carlos Eduardo dos Santos Ferreira
Lais Pinto de Almeida

106 Quais os métodos laboratoriais mais indicados para a dosagem de eletrólitos no soro e na urina? 167
Carlos Eduardo dos Santos Ferreira
Lais Pinto de Almeida

107 Quais são as metodologias mais comumente usadas para a dosagem da creatinina no soro e quais são suas principais limitações? 169
Flavio Ferraz de Paes e Alcântara

108 O que é espectrometria de massas com diluição isotópica e como esta metodologia pode auxiliar na padronização da dosagem de creatinina? 171
Flavio Ferraz de Paes e Alcântara

109 Quais são as metodologias mais comumente utilizadas para a dosagem da cistatina C no soro e quais são suas principais limitações? 172
Flavio Ferraz de Paes e Alcântara

110 Em que consiste o exame eletroforese de proteínas? 173
Nairo Massakazu Sumita

111 Quais são as metodologias disponíveis para a quantificação de microalbuminúria? 174
Cristina Khawali

112 Que análise química qualitativa pode ser realizada para confirmar a presença de cistina na urina? 176
Adagmar Andriolo

113 Qual metodologia pode ser utilizada para a dosagem de cistina na urina? ... 178
Adagmar Andriolo

114 Como é realizado o teste de Watson-Schwartz? 180
Adagmar Andriolo
Armando Alves da Fonseca

115 Como a diferença individual na interpretação da cor desenvolvida nas áreas reativas pode ser superada e qual a metodologia empregada? 182
Adagmar Andriolo

V Doenças Renais

116 Um pré-adolescente foi acometido de infecção de garganta e desenvolveu edema e hematúria. Os resultados dos exames laboratoriais incluem ureia 75mg/dL e o teste de antiestreptolisina O (ASLO) positivo. Os resultados do exame de urina são: cor – vermelha; aspecto – turvo; densidade – 1,020; pH – 5,0; pesquisa de proteínas – 3+; pesquisa de hemoglobina fortemente positiva; pesquisa de esterase leucocitária – traços. Ao exame microscópico, foram observados 100 hemácias, com dismorfismo evidente, 10 leucócitos por campo e raros cilindros granulosos e hemáticos.

Que doença estes resultados e a história clínica sugerem?......................... 185
Gianna Mastroianni Kirsztajn

117 Qual é o significado das hemácias dismórficas observadas no exame microscópico da urina relatado na pergunta 116?... 186
Gianna Mastroianni Kirsztajn

118 Em relação ao caso apresentado na pergunta 116 qual é o significado do número de leucócitos? 187
Gianna Mastroianni Kirsztajn

119 Qual é o prognóstico do paciente descrito na pergunta 116? 188
Gianna Mastroianni Kirsztajn

120 Um homem refere história de vários episódios de hematúria macroscópica nos últimos 20 anos, sempre foram associados à prática de exercício físico. Recentemente, a hematúria macroscópica desapareceu, permanecendo hematúria microscópica e assintomática. Os resultados de exames laboratoriais incluem: ureia – 185mg/dL; creatinina – 4,5mg/dL; depuração de creatinina – 20mL/min; cálcio sérico – 8mg/dL; fósforo sérico – 6mg/dL; e IgA sérica – 640mg/dL. Os resultados do exame de urina são: cor – vermelha; aspecto – ligeiramente turvo; densidade – 1,010; pH – 6,5; dosagem de proteínas – 300mg/dL e de glicose – 250mg/dL; pesquisa de hemoglobina fortemente positiva; pesquisa de esterase leucocitária – traços. Ao exame microscópico foram observados mais de 100 hemácias, 10 leucócitos por campo, alguns cilindros hialinos e granulosos e raros cilindros céreos.

Qual a doença específica que estes resultados e a história do paciente sugerem?... 189
Gianna Mastroianni Kirsztajn

121 Qual exame laboratorial é mais útil para o diagnóstico de nefropatia por IgA ou doença de Berger?.. 190
Gianna Mastroianni Kirsztajn

122 Quais são os diagnósticos adicionais que a condição do paciente referido na pergunta 120 sugere? 191
Gianna Mastroianni Kirsztajn

123 Qual é o significado da pesquisa de glicose positiva no exame de urina de um paciente com nefropatia por IgA?... 192
Gianna Mastroianni Kirsztajn

124 Um menino de 4 anos de idade, habitualmente muito ativo, torna-se cada vez menos ativo depois de ter recebido várias imunizações pré-escolares. Ao exame clínico, observa-se edema em torno dos olhos. O exame de sangue mostra resultados normais de ureia e de creatinina, mas valores de proteínas totais e de albumina acentuadamente diminuídos. Os resultados do exame de urina são: cor – amarela; aspecto – turvo; densidade – 1,018; pH – 6,5; pesquisa de proteínas – 4+; pesquisa de hemoglobina fracamente positiva. Ao exame microscópico foram observados 20 hemácias, 5 leucócitos por campo, alguns cilindros hialinos, granulosos e lipoides birrefringentes.

Qual a provável doença que o exame físico e os resultados laboratoriais sugerem? 193
Gianna Mastroianni Kirsztajn

125 Quais outros distúrbios renais podem produzir resultados laboratoriais semelhantes aos observados no exame de urina do paciente do caso relatado na pergunta 124? 194
Gianna Mastroianni Kirsztajn

126 Um indivíduo de 32 anos de idade apresenta dificuldade respiratória e escarro sanguinolento. Desenvolve fadiga intensa e a urina torna-se vermelha. A radiografia do tórax mostra infiltração pulmonar e a cultura de escarro foi negativa. Os resultados dos testes de sangue indicam anemia, aumento de ureia e de creatinina e presença de anticorpo antimembrana basal glomerular. Os resultados do exame de urina são: cor – vermelha; aspecto – turvo; densidade – 1,015; pH – 6,0; pesquisa de proteínas – 3+; pesquisa de hemoglobina fortemente positiva; pesquisa de esterase leucocitária – traços. Ao exame microscópico foram observados mais de 100 hemácias, 10 leucócitos por campo, alguns cilindros hialinos e granulosos e raros cilindros hemáticos.

Que doença os resultados laboratoriais sugerem e qual é o mecanismo etiopatogênico? 195
Gianna Mastroianni Kirsztajn

127 Se a pesquisa de anticorpos antimembrana basal glomerular do paciente da pergunta 124 for negativa, qual doença poderia ser considerada e como confirmar o diagnóstico? 196
Gianna Mastroianni Kirsztajn

128 Após a cirurgia para corrigir uma hemorragia maciça, um paciente de 55 anos apresenta oligúria e edema. Os resultados dos testes sanguíneos indicam uremia e desequilíbrio eletrolítico. A depuração de creatinina é de 20mL/min. Os resultados do exame de urina são: cor – amarela; aspecto – turvo; densidade – 1,010; pH – 7,0; pesquisa de proteínas – 3+; pesquisa de glicose – 2+; pesquisa de hemoglobina positiva. Ao exame microscópico foram observados 60 hemácias, 8 leucócitos por campo, algumas células epiteliais tubulares, alguns cilindros granulosos e raros cilindros celulares, céreos e granulosos largos.

Que diagnóstico a história do paciente e os resultados laboratoriais sugerem e qual é a causa mais provável da doença deste paciente? 197
Gianna Mastroianni Kirsztajn

129 O resultado da densidade urinária do paciente referido na pergunta 128 possui algum significado diagnóstico? 198
Gianna Mastroianni Kirsztajn

130 Como, laboratorialmente, é possível classificar uma situação de doença renal como renal ou pré-renal? 199
Gianna Mastroianni Kirsztajn

131 Qual é o conceito de doença renal aguda e como esta situação pode ser caracterizada laboratorialmente? 200
Gianna Mastroianni Kirsztajn

132 Qual é o conceito de doença renal crônica e como esta situação pode ser caracterizada laboratorialmente? 201
Gianna Mastroianni Kirsztajn

133 O que significa a sigla NGAL? 203
Adagmar Andriolo

VI Infecção Urinária

134 Um paciente colheu urina em três frascos para o diagnóstico de possível infecção prostática. A primeira amostra foi colhida de primeiro jato; a segunda, de jato médio; e a terceira, de primeiro jato, após massagem prostática.

Como interpretar os resultados se as três amostras tiverem cultura bacteriana positiva? Qual será o significado dos resultados se o número de leucócitos e de bactérias da primeira amostra for, significativamente, menor do que os observados na terceira amostra? 207
Carmen Paz Oplustil

135 Uma paciente com sintomas de infecção urinária é encaminhada para o laboratório para exame de urina da primeira amostra da manhã. É colhido jato médio de urina, mas, por razões administrativas, a amostra apenas foi enviada à área técnica no final da tarde. Os resultados são: cor – amarela; aspecto – ligeiramente turvo; densidade – 1,015; pH – 9,0; pesquisa de esterase leucocitária positiva. Ao exame microscópico foram observados 2 hemácias e 10 leucócitos por campo, algumas células epiteliais escamosas e numerosas bactérias.

Estes exames apresentam discrepâncias? Há alguma consideração a ser feita em relação ao pH observado? Qual a conduta que o laboratório deve adotar para obter resultados corretos? 209
Carmen Paz Oplustil

136 Uma paciente grávida, de 25 anos, é atendida com sintomas de dor lombar, frequência urinária aumentada e sensação de ardor à micção. A gravidez foi normal até o momento. Ela é orientada a coletar uma amostra de urina de jato médio. Os resultados do exame de urina de rotina são: cor – amarela; aspecto – turvo; densidade – 1,005; pH – 8,0; pesquisa de proteínas – 1+; pesquisa de hemoglobina fracamente positiva; pesquisas de nitrito e esterase leucocitária positivas. Ao exame microscópico foram observados 8 hemácias e 40 leucócitos por campo, algumas células epiteliais e numerosas bactérias.

Qual é o diagnóstico mais provável e como comprová-lo laboratorialmente? Como interpretar os resultados positivos das pesquisas de hemoglobina e de proteínas? Se esta condição não for tratada adequadamente, qual doença pode desenvolver-se? 211
Carmen Paz Oplustil

137 Uma mulher de 85 anos, com *diabetes mellitus* e com fratura de fêmur, está confinada ao leito há três meses. A glicemia de jejum é de 250mg/dL. Os resultados do exame de urina de rotina são: cor – amarela; aspecto – turvo; densidade – 1,020; pH – 5,5; pesquisa de proteínas – 1+; pesquisa de glicose positiva, 100mg/dL; pesquisa de esterase leucocitária positiva. Ao exame microscópico foram observados 2 hemácias e 30 leucócitos por campo, numerosas leveduras e hifas.

Por que a infecção urinária por leveduras é mais frequente em pacientes com *diabetes mellitus*? Com glicemia de 250mg/dL é esperada a presença de glicosúria?.. 213

Cristina Khawali

VII NEFROLITÍASE

138 Do ponto de vista de avaliação laboratorial, qual deve ser a orientação para o paciente com suspeita clínica de nefrolitíase na fase aguda?.................. 217

Adagmar Andriolo

139 Do ponto de vista de avaliação laboratorial, qual deve ser a orientação para o paciente com suspeita clínica de nefrolitíase após a fase aguda?............. 218

Adagmar Andriolo

140 Um adolescente, com 13 anos, é atendido com fortes dores nas costas e no abdome. Os resultados do hemograma estão normais. A história familiar revela que seu pai e um tio são formadores crônicos de cálculos renais. Os resultados do exame de urina são: cor – amarela; aspecto – turvo; densidade – 1,025; pH – 6,0; pesquisa de hemoglobina positiva. Ao exame microscópico foram observados 80 hemácias e 5 leucócitos por campo, raras células epiteliais escamosas e numerosos cristais de cistina.

Qual é a suspeita diagnóstica e qual é a anormalidade dessa condição?..... 220

Adagmar Andriolo

141 Homem de 40 anos refere fortes dores nas costas e no abdome e é atendido em um pronto-socorro. Os resultados do hemograma e de amilase no soro são normais. Os resultados do exame de urina de rotina são: cor – amarelo-escura; aspecto – turvo; densidade – 1,030; pH – 5,0; pesquisa de proteínas – 1+; pesquisa de hemoglobina positiva. Ao exame microscópico foram observados 20 hemácias, crenadas, 2 leucócitos por campo e raras células epiteliais escamosas.

Que diagnóstico estes resultados e os sintomas do paciente sugerem? Existe alguma correlação entre a cor da urina, a densidade urinária e os sintomas? Considerando apenas a frequência, que tipo de cristais é mais provável de ser observado?.. 222

Adagmar Andriolo

142 Quais são os mecanismos pelos quais processos infecciosos podem propiciar a formação de cálculos urinários?.. 223

Carmen Paz Oplustil

VIII Erros Inatos do Metabolismo

143 Ao chegar à seção técnica, um técnico do laboratório observou que uma amostra de urina deixada na bancada pelo funcionário do turno da noite apresenta cor negra. O técnico verificou que, no relatório inicial, a urina estava descrita como tendo cor amarela.

O técnico deve preocupar-se em esclarecer a mudança de cor da urina? Qual é a causa mais provável do aparecimento da cor preta?..................... 227
Armando Alves da Fonseca

144 Um recém-nascido desenvolve vômitos intensos e sintomas de acidose metabólica. As pesquisas de glicose e de outras substâncias redutoras na urina são negativas e a pesquisa de corpos cetônicos é positiva.

Qual teste de triagem urinário seria positivo neste paciente? 228
Armando Alves da Fonseca

145 Qual doença metabólica será suspeita se a urina tiver cheiro de "pés suados" e qual teste de triagem urinário adicional poderá ser solicitado para este lactente? 229
Armando Alves da Fonseca

146 Se o teste do cloreto férrico produzir uma cor verde-esmeralda, qual será o significado?... 230
Armando Alves da Fonseca

147 Uma urina produziu coloração verde-acinzentada quando testada com cloreto férrico.

Qual o significado deste resultado e quais testes devem ser realizados para o diagnóstico mais acurado? 231
Armando Alves da Fonseca

148 Um menino de 8 meses é hospitalizado com diagnóstico de atraso de crescimento. Os pais referem lentidão no desenvolvimento das habilidades motoras da criança e aparecimento ocasional de uma substância semelhante à areia, de cor laranja, nas fraldas da criança. Os resultados do exame de urina são: cor – amarela; aspecto – ligeiramente turvo; densidade – 1,024; pH – 5,0; pesquisas de proteínas, glicose, corpos cetônicos, hemoglobina, bilirrubina, nitrito e esterase leucocitária negativas. Pesquisa de urobilinogênio < 1mg/dL. Ao exame microscópico foram observados numerosos cristais de ácido úrico.

Existe alguma relação entre os resultados do exame de urina e a substância observada na fralda da criança? Qual o transtorno que a história do paciente e os resultados do exame de urina indicam?................................. 232
Armando Alves da Fonseca

149 Um menino de 10 anos de idade é internado para se submeter à apendicectomia. A cirurgia foi bem-sucedida, mas a recuperação é lenta. A mãe do paciente afirma que ele sempre teve baixo peso, apesar de uma dieta equilibrada e grande apetite e que seu irmão mais novo apresenta características semelhantes. Uma nota em sua ficha do primeiro dia de pós-operatório relata que o enfermeiro da noite notou uma coloração púrpura no cateter urinário.

A observação do enfermeiro é significativa? Que doença pode ser suspeitada a partir desta história e quais exames complementares devem ser executados?.. 233
Armando Alves da Fonseca

150 Um teste de Watson-Schwartz é realizado em amostra de urina de um paciente que está anêmico, exibindo sinais de fotossensibilidade. O resultado do exame é negativo.

Que doença metabólica pode ser suspeitada neste paciente? O resultado negativo do teste é suficiente para afastar essa hipótese diagnóstica? 235

Armando Alves da Fonseca

151 Um recém-nascido desenvolve vômitos intensos e sintomas de acidose metabólica. A urina é de cor castanho-escura, com cheiro doce. As pesquisas de glicose e de outras substâncias redutoras na urina são negativas e a pesquisa de corpos cetônicos é positiva.

Qual seria a doença suspeita e qual teste de triagem urinário que auxiliará o diagnóstico? 236

Armando Alves da Fonseca

152 O que é galactosemia e como pode ser identificada pelo exame de urina? ... 237

Adagmar Andriolo

IX Toxicologia

153 Quais são as recomendações para a coleta de amostra de urina para a realização de exames toxicológicos? 241

Alvaro Pulchinelli Jr.

154 Um trabalhador de uma empresa de transporte é avisado que fará exame toxicológico por ocasião do exame periódico. Como a coleta da amostra não será supervisionada, ele coloca um frasco contendo urina substituta no bolso. Por um problema burocrático, ele só é encaminhado ao laboratório dois dias após o aviso. Pouco depois de entregar a amostra, ele é chamado e lhe solicitam realizar nova coleta de urina.

Qual foi o teste realizado pelo laboratório para recusar a amostra e como garantir a fidelidade dos exames com finalidade de triagem toxicológica? ... 242

Alvaro Pulchinelli Jr.

155 Um indivíduo sabidamente usuário de drogas ilícitas desenvolve icterícia, letargia e hepatomegalia. O teste para vírus da hepatite B é positivo e o paciente é internado. Testes adicionais detectam superinfecção com o vírus da hepatite delta e redução na capacidade renal de concentração. Os resultados do exame de urina de rotina são: cor – âmbar; aspecto – ligeiramente turvo; densidade – 1,011; pH – 7,0; pesquisa de proteínas – 2+; pesquisa de bilirrubina fortemente positiva; pesquisa de urobilinogênio 5mg/dL. Ao exame microscópico foram observados 2 hemácias e 5 leucócitos por campo, raros cilindros granulosos e hialinos, raras células epiteliais de transição coradas por bilirrubina e raros cilindros céreos corados por bilirrubina.

Com base nos resultados do exame de urina, qual é a região do rim que se mostra mais lesada? Esta lesão é compatível com a história desse paciente? 244

Alvaro Pulchinelli Jr.

156 Quais são os mecanismos que justificam a presença de concentração elevada de bilirrubina e urobilinogênio na urina de pacientes com lesão hepática crônica? 246

Alvaro Pulchinelli Jr.

ÍNDICE REMISSIVO 247

FISIOLOGIA RENAL

1 Quais são, genericamente, as funções desempenhadas pelos túbulos renais?

Nairo Massakazu Sumita

Os túbulos renais modificam o filtrado glomerular através da reabsorção e secreção de substâncias. No túbulo proximal, ocorre a reabsorção de mais de 80% dos solutos filtrados, particularmente a glicose, aminoácidos, bicarbonato, fostatos e cloreto. Aproximadamente 70% do sódio filtrado é reabsorvido nesse segmento. O restante do sódio é reabsorvido na porção ascendente da alça de Henle e pelo túbulo distal. No ducto coletor, sob a ação da aldosterona, ocorre a reabsorção do sódio residual, e a secreção de potássio e do íon hidrogênio. Nesta região, observa-se, também, a ação do hormônio antidiurético, responsável pela concentração urinária.

A expressão clínica das diferentes disfunções tubulares é denominada genericamente de tubulopatias, das quais as adquiridas são as mais frequentes. Já as hereditárias apresentam sintomas precoces, muitas vezes manifestando-se nos primeiros meses de vida.

Os túbulos renais realizam o transporte de sódio, potássio, fósforo, cálcio, íons hidrogênio, além da glicose e aminoácidos. Assim, as tubulopatias resultam em distúrbios específicos no transporte de certos solutos, gerando manifestações clínicas variadas, tais como poliúria, hipertensão arterial sistêmica, perda excessiva de sal e hipotensão, hipo ou hipercalcemia, acidose ou alcalose metabólica e tendência à formação de cálculos renais. Os túbulos renais também podem ser acometidos por doenças adquiridas, distúrbios metabólicos ou imunológicos e toxicidade induzida por certas drogas.

Bibliografia Consultada

DELANEY MP; PRICE CP; NEWMAN DJ et al. Kidney disease. In: Burtis CA; Ashwood ER; Bruns DE (eds). Tietz Textbook of Clinical Chemistry and Molecular Diagnostics. 4th ed. St. Louis: Elsevier Saunders; 2006. Cap. 45, p. 1671-745.

MAGALDI AJ; SEGURO AC; HELOU CMB. Distúrbios do metabolismo de água e sódio. In: Lopes AC (org). Tratado de Clínica Médica. 2ª ed. São Paulo: Roca; 2009. v. 2, p. 2809-18.

2 Quais são os recursos laboratoriais úteis para a caracterização da acidose tubular renal (ATR)?

Nairo Massakazu Sumita

A acidose tubular renal caracteriza-se por deficiência na absorção ou geração de bicarbonato pelas células tubulares e, por consequência, ocorre queda no nível de bicarbonato no sangue. A manutenção da eletroneutralidade plasmática é atingida pelo aumento do íon cloro. Por essa razão, a ATR também é denominada de acidose metabólica hiperclorêmica ou com ânion *gap* normal. As ATR são classificadas em: ATR tipo I (distal), ATR tipo II (proximal), ATR tipo III (mista) e ATR tipo IV.

pH urinário – após jejum de 12 horas, o pH urinário deve apresentar valor inferior a 5,5.

Fração de excreção de bicarbonato – é obtida pela relação entre as concentrações de bicarbonato urinário e plasmático, de acordo com a fórmula:

$$FE_{bicarbonato} \ (\%) = \frac{Bicarbonato\ urinário \times Creatinina\ plasmática}{Bicarbonato\ plasmático \times Creatinina\ urinária} \times 100$$

Prova de reabsorção de bicarbonato corrigida pela filtração glomerular – visa avaliar a capacidade de acidificação pelo túbulo proximal. A prova consiste na infusão de uma solução de bicarbonato de sódio 0,9 molar a 7,5%, a uma velocidade de 2,0mL por minuto durante 2 a 3 horas. Durante o teste, realiza-se a dosagem do bicarbonato na urina. Em condições de normalidade, o bicarbonato não é detectado na urina antes que a concentração plasmática atinja nível de 26mmol/L.

Prova de sobrecarga oral com cloreto de amônio (NH_4Cl) – consiste na administração de NH_4Cl na dose de 100mg/kg de peso, coletando-se amostras de urina a cada hora, durante 5 horas. Uma amostra de sangue é coletada entre a terceira e quarta hora, para verificar a instalação da acidose metabólica. No indivíduo normal, o pH urinário apresentará valor abaixo de 5,5 em pelo menos uma das amostras de urina.

Prova de acidificação urinária para avaliação do túbulo distal – consiste na infusão de 500mL de uma solução de sulfato de sódio a 4% no período de 1 hora, coletando-se urina nas 2 ou 3 horas seguintes. No indivíduo normal, espera-se que o pH urinário atinja valores abaixo de 5,5.

Resposta urinária à furosemida – consiste na administração de 40mg por via oral do diurético furosemida. O medicamento induz aumento da fração de excreção de sódio, fração de excreção de potássio e excreção urinária de hidrogênio. Nas ATR distais, a resposta fisiológica encontra-se comprometida.

Bibliografia Consultada

DELANEY MP; PRICE CP; NEWMAN DJ et al. Kidney disease. In: Burtis CA; Ashwood ER; Bruns DE (eds). Tietz Textbook of Clinical Chemistry and Molecular Diagnostics. 4th ed. St. Louis: Elsevier Saunders; 2006. Cap. 45, p. 1671-745.

MAGALDI AJ; SEGURO AC; HELOU CMB. Distúrbios do metabolismo de água e sódio. In: Lopes AC (org). Tratado de Clínica Médica. 2ª ed. São Paulo: Roca; 2009. v. 2, p. 2809-18.

3 Qual é o mecanismo de regulação renal do bicarbonato?

Carlos Eduardo dos Santos Ferreira
Lais Pinto de Almeida

O néfron secreta íons hidrogênio (H^+) na luz tubular e reabsorve bicarbonato (HCO_3^-). Em condições ideais, ou seja, com uma concentração plasmática de HCO_3^- em torno de 24mEq/L e uma taxa de filtração glomerular de 180L/dia, o total de HCO_3^- filtrado é superior a 4.300mEq/dia. Aproximadamente 80% do HCO_3^- filtrado é reabsorvido no túbulo proximal, pouco mais de 15% na porção espessa da alça de Henle e cerca de 5% no ducto coletor. Dois terços da reabsorção de HCO_3^- ocorrem via secreção de H^+ pelo cotransportador Na^+/H^+. O restante está sob a responsabilidade da bomba H^+-ATPase. A anidrase carbônica é importante por facilitar a geração de H^+ e HCO_3^-. Uma vez produzidos, o H^+ é secretado no fluido tubular através da membrana apical, enquanto o HCO_3^- é secretado através da membrana basolateral.

Quando ocorre desregulação do equilíbrio acidobásico sistêmico, o rim responde alterando a excreção ácida. Assim, quando ocorre a redução do pH, aumenta a excreção, e na alcalose ocorre o inverso.

Na acidose metabólica, observa-se uma gama de alterações na região renal. A redução do pH leva a um estímulo dos transportadores por mecanismos alostéricos que altera sua cinética, fazendo com que ocorra sua inserção exocítica na membrana celular. Esse mecanismo leva à redução da excreção de HCO_3^-.

Outro mecanismo de controle diz respeito ao aumento da excreção do H^+ associado aos tampões urinários (particularmente o PO_4^-). Na acidose, há estímulo para a liberação aumentada de paratormônio, o que leva à redução da reabsorção proximal de fosfato. A maior quantidade de fosfato no filtrado tubular leva à formação aumentada de tampões urinários que se conjugam ao H^+, facilitando sua eliminação.

Por fim, existe um estímulo à amoniogênese pelo baixo pH e aumento sérico de corticoide. Esse estímulo leva à maior eliminação de NH_4. Esse constitui o principal mecanismo de regulação renal.

Observando a fórmula do ânion *gap* (AG): AG = (Na + K) − Cl, e considerando que o principal cátion nesse contexto passa a ser o NH_4, não expresso na fórmula, o que se observa é um *gap* evidentemente negativo.

Bibliografia Consultada

KOEPPEN BM. The kidney and acid-base regulation. Adv Physiol Educ 2009;33:275-81.

OH MS. Evaluation of renal function, water, electrolytes and acid-base balance. In: McPherson RA; Pincus MR (eds). Henry´s Clinical Diagnosis and Management by Laboratory Methods. 21st ed. Philadelphia: Saunders Elsevier; 2007. Cap. 14, p. 147-69.

4 Em que consiste a prova de concentração urinária?

Nairo Massakazu Sumita

Prova de concentração urinária é um exame que pode ser realizado com amostra de urina isolada, de 12 ou de 24 horas, com restrição hídrica durante o período da coleta. No caso de amostra de urina isolada, a coleta tem de ser efetuada após restrição hídrica por 12 horas. A osmolalidade urinária é o melhor parâmetro para avaliar a capacidade de concentração e diluição urinárias. Seu valor, em condições normais, depende do volume de líquido ingerido, mas também, em certa extensão, da ingestão de sal e proteínas. Após períodos longos de restrição hídrica podem ser observados valores de até 1.200mOsmol/kg. Nas situações habituais de hidratação, a osmolalidade urinária apresenta valores entre 300 e 900mOsmol/kg.

Bibliografia Consultada

ANDRIOLO A; BISMARCK ZF. Rins e vias urinárias. In: Andriolo A. Guias de Medicina Ambulatorial e Hospitalar. UNIFESP/Escola Paulista de Medicina – Medicina Laboratorial. 2ª ed. São Paulo: Manole; 2008. Cap. 27, p. 243-66.

DELANEY MP; PRICE CP; NEWMAN DJ et al. Kidney disease. In: Burtis, CA; Ashwood ER; Bruns DE (eds). Tietz Textbook of Clinical Chemistry and Molecular Diagnostics. 4th ed. St. Louis: Elsevier Saunders; 2006. Cap. 45, p. 1671-745.

MAGALDI AJ; SEGURO AC; HELOU CMB. Distúrbios do metabolismo de água e sódio. In: Lopes AC (org). Tratado de Clínica Médica. 2ª ed. São Paulo: Roca; 2009. v. 2, p. 2809-18.

5 Como a acidose metabólica pode ser caracterizada laboratorialmente?

Nairo Massakazu Sumita

A acidose metabólica caracteriza-se pela elevação na concentração de íons hidrogênio livres no organismo e consequente queda no pH sanguíneo abaixo de 7,35, além da queda na concentração do bicarbonato (HCO_3^-). De modo geral, a instalação de um quadro de acidose metabólica pode ser decorrente dos seguintes fatores:

- Elevação da produção de ácidos não voláteis suplantando a capacidade de neutralização pelo sistema tampão e/ou eliminação pelo organismo: cetoacidose, acidose láctica, hipóxia.
- Ingestão de substâncias ácidas ou produtoras de ácidos: salicilatos, etanol, etilenoglicol, metanol.
- Perdas de bicarbonato: diarreia, acidose tubular renal.
- Distúrbio na excreção renal de ácidos provenientes do metabolismo normal: falência renal.

Os íons hidrogênio liberados pela dissociação do ácido em excesso reduzem o pH. Os radicais dos ácidos reagem com o bicarbonato produzindo ácido carbônico, que é eliminado no processo de expiração sob a forma de CO_2. Assim, ocorre queda na concentração do bicarbonato decorrente do consumo excessivo, gerando um déficit de bases. A queda na função tubular renal diminui a capacidade de o organismo eliminar ácidos fixos originários do metabolismo, também induzindo queda do pH sanguíneo.

Do ponto de vista laboratorial, a acidose metabólica apresenta os seguintes achados:

Gasometria arterial inicial – pH inferior a 7,35, HCO_3^- abaixo de 22mEq/L e *base excess* negativo.

Gasometria na compensação respiratória – Na fase inicial da acidose metabólica, observam-se queda do pH, HCO_3^- e PCO_2 normal. A compensação respiratória, caracterizada pela hiperventilação, pode diminuir o valor da PCO_2.

Ânion *gap* – o resultado do cálculo do ânion *gap*, quando elevado, pode auxiliar no diagnóstico do tipo de acidose metabólica. O valor de referência do ânion *gap* varia de 8 a 16mmol/L, conforme o cálculo: ânion *gap* = $Na^+ - (Cl^- + HCO_3^-)$.

Bibliografia Consultada

SCOTT MG; LeGRYS VA; KLUTTS JS. Electrolytes and blood gases. In: Burtis CA; Ashwood ER; Bruns DE (eds). Tietz Textbook of Clinical Chemistry and Molecular Diagnostics. 4th ed. St. Louis: Elsevier Saunders; 2006. Cap. 27, p. 983-1018.

TOFFALETTI JG. Blood Gases and Electrolytes. 2nd ed. Washington: AACC Press; 2009.

6 Como a acidose respiratória pode ser caracterizada laboratorialmente?

Nairo Massakazu Sumita

A acidose respiratória decorre da dificuldade na eliminação do dióxido de carbono pelos pulmões. A retenção do CO_2 produz aumento da quantidade de ácido carbônico no sangue e redução do pH sanguíneo. Assim, a acidose respiratória instala-se como consequência de alterações da ventilação pulmonar, seja por hipoventilação pulmonar, seja por insuficiência respiratória. Entre as condições clínicas que induzem este quadro citamos: traumatismos cranioencefálicos, intoxicações exógenas, estados de coma, drogas depressoras do sistema respiratório, obstrução das vias aéreas, pneumonias, derrame pleural, traumatismo torácico, entre outros.

Do ponto de vista laboratorial, a acidose respiratória apresenta os seguintes achados:

Gasometria arterial inicial – pH inferior a 7,35 e PCO_2 acima de 45mmHg.

Gasometria na compensação metabólica – observa-se elevação do HCO_3^- decorrente da maior geração de HCO_3^- através do sistema de tamponamento plasmático a partir do CO_2 ($CO_2 + H_2O \leftrightarrow H_2CO_3 \leftrightarrow HCO_3^- + H^+$), e também pelo aumento da reabsorção renal de HCO_3^-.

Bibliografia Consultada

SCOTT MG; LeGRYS VA; KLUTTS JS. Electrolytes and blood gases. In: Burtis CA; Ashwood ER; Bruns DE (eds). Tietz Textbook of Clinical Chemistry and Molecular Diagnostics. 4th ed. St. Louis: Elsevier Saunders; 2006. Cap. 27, p. 983-1018.

TOFFALETTI JG. Blood gases and electrolytes. 2nd ed. Washington: AACC Press; 2009.

7 Como a alcalose metabólica pode ser caracterizada laboratorialmente?

Nairo Massakazu Sumita

Na alcalose metabólica a concentração de íons hidrogênio livres no organismo encontra-se diminuída com o pH sanguíneo acima de 7,45. O quadro de alcalose metabólica é menos frequente na prática clínica, sendo que resulta da perda de ácidos ou íons hidrogênio. Algumas condições clínicas podem induzir a alcalose metabólica, tais como vômitos, manutenção de sonda nasogástrica aberta, diarreias originárias do cólon, diurese osmótica, uso excessivo de diuréticos de alça, entre outros. Na alcalose metabólica os íons hidrogênio e potássio são trocados pelos íons sódio, podendo resultar em hipopotassemia. A urina pode tornar-se mais alcalina em razão da menor reabsorção do bicarbonato.

Do ponto de vista laboratorial, a alcalose metabólica apresenta os seguintes achados:

Gasometria arterial inicial – pH acima de 7,45, PCO_2 normal, HCO_3^- acima de 26mEq/L e *base excess* acima de +2mEq/L.

Gasometria na compensação respiratória – na fase inicial da alcalose metabólica, observam-se elevação do pH, HCO_3^- e PCO_2 normal. A compensação respiratória, caracterizada pela hipoventilação, pode elevar o valor da PCO_2. No entanto, outros fatores como a dor e, principalmente, a hipoxemia secundária à hipoventilação podem estimular a hiperventilação, suplantando o estímulo hipoventilatório da alcalose metabólica.

Bibliografia Consultada

SCOTT MG; LeGRYS VA; KLUTTS JS. Electrolytes and blood gases. In: Burtis CA; Ashwood ER; Bruns DE (eds). Tietz Textbook of Clinical Chemistry and Molecular Diagnostics. 4th ed. St. Louis: Elsevier Saunders; 2006. Cap. 27, p. 983-1018.

TOFFALETTI JG. Blood Gases and Electrolytes. 2nd ed. Washington: AACC Press; 2009.

8 Como a alcalose respiratória pode ser caracterizada laboratorialmente?

Nairo Massakazu Sumita

A alcalose respiratória é sempre consequência da hiperventilação pulmonar que pode ser secundária a uma doença pulmonar, disfunção do sistema nervoso central ou mecanismo de compensação ventilatória na presença de acidose metabólica. Pode também ser induzida por terapia respiratória em pacientes submetidos à ventilação mecânica. Outras causas de alcalose respiratória devido à hiperventilação podem ser induzidas pela dor, febre, tumor cerebral, meningite, diminuição do espaço pulmonar por aumento do volume abdominal, como ocorre na gestação e ascite.

Do ponto de vista laboratorial, a alcalose respiratória apresenta os seguintes achados:

Gasometria arterial inicial – pH acima de 7,45 com PCO_2 abaixo de 35mmHg.

Gasometria na compensação metabólica – observa-se queda do HCO_3^- decorrente do aumento na excreção renal de HCO_3^-.

Bibliografia Consultada

SCOTT MG; LeGRYS VA; KLUTTS JS. Electrolytes and blood gases. In: Burtis CA; Ashwood ER; Bruns DE (eds). Tietz Textbook of Clinical Chemistry and Molecular Diagnostics. 4th ed. St. Louis: Elsevier Saunders; 2006. Cap. 27, p. 983-1018.

TOFFALETTI JG. Blood Gases and Electrolytes. 2nd ed. Washington: AACC Press; 2009.

9 O que é ânion *gap* e como este parâmetro é determinado no laboratório clínico?

Nairo Massakazu Sumita

Define-se o termo ânion *gap* como sendo a diferença entre os íons de carga positiva e os de carga negativa presentes no organismo, de acordo com a fórmula:

$$\text{Ânion } gap = Na^+ - (Cl^- + HCO_3^-)$$

O intervalo de referência varia de 8 a 16mmol/L, sendo que o valor representa a concentração de todos os ânions não medidos no plasma. As proteínas carregadas negativamente constituem a maioria dos ânions que não são considerados no cálculo do ânion *gap*, além dos ânions de ácidos, como, por exemplo, o lactato e o acetoacetato produzidos na acidose metabólica.

Uma variação da fórmula clássica inclui o K^+ no cálculo, sendo:

$$\text{Ânion } gap = (Na^+ + K^+) - (Cl^- + HCO_3^-)$$

A principal utilidade do cálculo do ânion *gap* é auxiliar na caracterização de um quadro de acidose metabólica, onde os valores se encontram elevados.

Bibliografia Consultada

SCOTT MG; LeGRYS VA; KLUTTS JS. Electrolytes and blood gases. In: Burtis CA; Ashwood ER; Bruns DE (eds). Tietz Textbook of Clinical Chemistry and Molecular Diagnostics. 4th ed. St. Louis: Elsevier Saunders; 2006. Cap. 27, p. 983-1018.

TOFFALETTI JG. Blood Gases and Electrolytes. 2nd ed. Washington: AACC Press; 2009.

10 Qual é o efeito fisiológico do mecanismo denominado "contracorrente" observado nos néfrons justaglomerulares sobre o filtrado glomerular?

Nairo Massakazu Sumita

O néfron é a unidade funcional do rim, sendo constituído por um glomérulo e um túbulo que desemboca nos tubos coletores. Cada rim é composto por cerca de um milhão de néfrons, os quais não têm a capacidade de se regenerarem, sendo que a queda natural no número de néfrons funcionantes ocorre com o avançar da idade, fato que resulta na diminuição progressiva da função renal no decorrer dos anos. O glomérulo constitui-se em rede de capilares, formado por uma arteríola aferente e uma arteríola eferente. A camada mais externa, também denominada cortical do rim, é constituída por néfrons corticais, os quais têm os túbulos coletores menores que os néfrons localizados mais próximos da região medular, denominados néfrons justamedulares. A camada medular é constituída, principalmente, pelos longos túbulos coletores, que se juntam em túbulos maiores que desembocam na pelve renal. O glomérulo tem a função de filtrar o sangue enquanto o sistema de túbulos coletores absorve parte do líquido. Envolvendo cada glomérulo, existe uma cápsula, denominada cápsula de Bowman, que se continua com o túbulo proximal. A pressão do sangue nos glomérulos produz a filtração de líquido para o interior da cápsula de Bowman, de onde drena para o túbulo contornado proximal. Do túbulo contornado proximal, o líquido dirige-se para a alça de Henle. Da alça de Henle, o filtrado segue em direção ao túbulo contornado distal e desemboca no canal coletor, juntamente com os túbulos distais dos outros glomérulos. O canal coletor drena a urina proveniente de vários túbulos distais para a pelve renal. Assim, o filtrado glomerular é transformado em urina à medida que flui pelos túbulos proximal e distal. Cerca de 1/5 dos néfrons localizados na região justamedular apresenta as alças de Henle imersas na medula renal e retornam ao córtex. Nestes glomérulos, cerca de 65% do filtrado glomerular é reabsorvido no túbulo proximal como solução isotônica. Na porção mais espessa da alça de Henle, região na qual o epitélio é relativamente impermeável à água, o cloreto de sódio é ativamente transportado do lúmen para o espaço intersticial da medula, criando um ambiente hipertônico e um gradiente osmótico, que propicia mecanismos de secreção e reabsorção conhecidos como contracorrente, capazes de permitir aos rins a produção de urina concentrada ou diluída, conforme a necessidade de eliminar substâncias dissolvidas na urina e a necessidade de preservar água.

Em um indivíduo adulto normal, a cada minuto, aproximadamente 1 litro de sangue perfunde ambos os rins, possibilitando a formação de um ultrafiltrado do plasma. Em 24 horas, 180 litros de filtrado glomerular são reduzidos a 1 ou 2 litros de urina.

Bibliografia Consultada

ANDRIOLO A; BISMARCK ZF. Rins e vias urinárias. In: Andriolo A. Guias de Medicina Ambulatorial e Hospitalar. UNIFESP/Escola Paulista de Medicina – Medicina Laboratorial. 2ª ed. São Paulo: Manole; 2008. Cap. 27, p. 243-66.

DELANEY MP; PRICE CP; NEWMAN DJ et al. Kidney disease. In: Burtis CA; Ashwood ER; Bruns DE (eds). Tietz Textbook of Clinical Chemistry and Molecular Diagnostics. 4th ed. St. Louis: Elsevier Saunders; 2006. Cap. 45, p. 1671-745.

11 Por qual mecanismo o hormônio antidiurético regula a concentração final da urina? Como está a concentração deste hormônio quando o organismo está desidratado e qual é o volume de urina esperado nesta situação?

Nairo Massakazu Sumita

Os rins são órgãos vitais na regulação do volume e da composição do líquido extracelular. Os mecanismos que determinam o controle são: variação da pressão vascular, variação do volume filtrado, alteração da osmolalidade e ação hormonal. O hormônio antidiurético (HAD) regula a diurese por meio da reabsorção de água nos ductos coletores, como parte dos mecanismos reguladores do volume urinário. O HAD é sintetizado no hipotálamo, e a liberação ocorre por estímulo osmótico ou pressovolumétrico.

Estímulo osmótico – as células do núcleo supraóptico e da região para-hipofisária possuem os chamados osmorreceptores, os quais são estimulados quando a osmolalidade plasmática atinge valores ao redor de 288mOsm/kg, nível este denominado de limiar osmótico do HAD. O limiar para liberação do HAD é um pouco menor do que o limiar da sede, que se situa em 293mOsm/kg.

Estímulo não osmótico – são estímulos decorrentes da diminuição do volume plasmático ou da pressão arterial. Os barorreceptores são os que respondem pela queda da volemia e localizam-se nos mesmos locais dos osmorreceptores, no seio carotídeo, no arco aórtico, no ventrículo esquerdo e nas veias pulmonares.

Outros estímulos – a secreção do HAD pode, também, ser estimulada por outros fatores, como, por exemplo, náuseas, hipoglicemia aguda, estresse emocional, hipóxia, hipercapnia, e por algumas substâncias, como angiotensina, acetilcolina, isoproterenol, morfina, nicotina e adrenalina. Algumas drogas são conhecidas por inibirem a liberação do HAD, como norepinefrina, haloperidol, álcool e glicocorticoides.

Um adulto perde, aproximadamente, 2.500mL de água por dia, sendo que cerca de 1.500mL desse volume decorrem da perda urinária. A transpiração e a perspiração respondem por uma perda de cerca de 800mL, e as fezes, ao redor de 200mL.

A desidratação é um forte estímulo para a liberação do HAD e pode ser avaliada de forma indireta por meio da medida da osmolalidade urinária ou, diretamente, pela medida da osmolalidade plasmática. Quando a osmolalidade urinária se mantém baixa após restrição hídrica, podemos estar diante de um distúrbio decorrente da falta de HAD (*diabetes insipidus* central), ou resistência tubular à sua ação (*diabetes insipidus* nefrogênico). As duas alternativas podem ser discriminadas por meio de um teste que consiste administração de HAD, o qual é conduzido em estado de restrição hídrica. Uma resposta negativa à prova de restrição hídrica, porém positiva à administração do HAD, indica distúrbio da secreção de HAD (*diabetes insipidus* central). Uma resposta negativa aos dois testes indica distúrbio de concentração de causa renal (*diabetes insipidus* nefrogênico).

Bibliografia Consultada

ANDRIOLO A; BISMARCK ZF. Rins e vias urinárias. In: Andriolo A. Guias de Medicina Ambulatorial e Hospitalar. UNIFESP/Escola Paulista de Medicina – Medicina Laboratorial. 2ª ed. São Paulo: Manole; 2008. Cap. 27, p. 243-66.

DELANEY MP; PRICE CP; NEWMAN DJ et al. Kidney disease. In: Burtis CA; Ashwood ER; Bruns DE (eds). Tietz Textbook of Clinical Chemistry and Molecular Diagnostics. 4th ed. St. Louis: Elsevier Saunders; 2006. Cap. 45, p. 1671-745.

MAGALDI AJ; SEGURO AC; HELOU CMB. Distúrbios do metabolismo de àgua e sódio. In: Lopes AC. (org). Tratado de Clínica Médica. 2ª ed. São Paulo: Roca; 2009. v. 2, p. 2809-18.

12 Qual é o significado clínico de osmolalidade plasmática?

Nairo Massakazu Sumita

A determinação da osmolalidade plasmática é útil na avaliação dos distúrbios hidreletrolíticos, particularmente dos estados hiperosmolares. Os principais elementos osmoticamente ativos no plasma são: sódio, glicose e ureia. Assim, a osmolalidade plasmática pode ser calculada utilizando-se as concentrações destes elementos usando a seguinte fórmula:

$$\text{Osmolalidade plasmática} = [2\times (Na^+)] + [\text{Glicose}/18] + [\text{Ureia}/6]$$

Como exemplo prático, se substituirmos valores de concentrações normais de sódio (140mEq/L), glicose (85mg/dL) e ureia (30mg/dL) na fórmula, obteremos o resultado de 290mOsm/kg H_2O, o qual corresponde a um nível normal de osmolalidade no adulto. Na prática laboratorial, utilizam-se equipamentos denominados osmômetros para a determinação da osmolalidade. Na hipertrigliceridemia e hiperproteinemia, o cálculo da osmolalidade pode estar prejudicado, pois estas situações produzem uma interferência no método de dosagem do sódio, induzindo um quadro denominado de pseudo-hiponatremia.

O nível de sódio e o valor da osmolalidade plasmática estão intimamente relacionados com o processo de homeostase à água. A manutenção da osmolaridade plasmática requer um balanço entre a quantidade de água livre de solutos ingerida, o qual é regulado pelo mecanismo da sede, e a quantidade de água perdida por via renal ou extrarrenal. As perdas oriundas do sistema renal são controladas pelo hormônio antidiurético (HAD).

Em um indivíduo de 70kg, considera-se que 60% do peso corporal corresponde à água total do organismo, ou seja, 42kg H_2O. A quantidade total de soluto no organismo corresponde a, aproximadamente,

12.000mOsm. Assim, dividindo-se 12.000mOsm por 42kg H_2O, obtém-se um valor de osmolalidade plasmática de 286mOsm/kg H_2O ou, simplesmente, 286mOsm/kg. Se este indivíduo perder o correspondente a 1kg H_2O, a osmolalidade plasmática eleva-se em 5mOsm/kg, ou seja, de 286 para 293mOsm/kg. Neste nível, o indivíduo irá ter a sensação de sede, pois o limiar da sede é por volta de 290mOsm/kg.

A elevação da osmolalidade é observada nas desidratações hipertônicas, no coma diabético, na uremia e nas situações de intoxicação exógena por etanol, metanol, polietilenoglicol, manitol, entre outros. Níveis rebaixados são evidenciados nas desidratações hipotônicas, no *diabetes insipidus*, na intoxicação hídrica e na síndrome de secreção inapropriada de hormônio antidiurético.

Os intervalos de referência da osmolalidade plasmática são:

- Recém-nascidos: acima de 266mOsm/kg.
- Crianças e adultos até 60 anos de idade: 275 a 295mOsmol/kg.
- Acima de 60 anos de idade: 280 a 301mOsmol/kg.

Bibliografia Consultada

ANDRIOLO A; BISMARCK ZF. Rins e vias urinárias. In: Andriolo A. Guias de Medicina Ambulatorial e Hospitalar. UNIFESP/Escola Paulista de Medicina – Medicina Laboratorial. 2ª ed. São Paulo: Manole; 2008. Cap. 27, p. 243-66.

DELANEY MP; PRICE CP; NEWMAN DJ et al. Kidney disease. In: Burtis CA; Ashwood ER; Bruns DE (eds). Tietz Textbook of Clinical Chemistry and Molecular Diagnostics. 4th ed. St. Louis: Elsevier Saunders; 2006. Cap. 45, p. 1671-745.

MAGALDI AJ; SEGURO AC; HELOU CMB. Distúrbios do metabolismo de àgua e sódio. In: Lopes AC (org). Tratado de Clínica Médica. 2ª ed. São Paulo: Roca; 2009. v. 2, p. 2809-18.

13

A relação das osmolalidades urinária e sérica em um paciente com poliúria e polidipsia é 1:1. A razão continua a ser a mesma em uma amostra testada às 10 horas. Vasopressina é administrada por via subcutânea e a restrição hidrica é mantida até às 14 horas.

Qual transtorno estes sintomas e resultados laboratoriais iniciais indicam? Se a relação da amostra das 14 horas for de 3:1, qual será a causa da desordem? Se a relação da amostra das 14 horas permanecer 1:1, qual será a causa da doença do paciente?

Cristina Khawali

Em condições de normalidade, a osmolalidade sérica é mantida dentro de uma estreita faixa que varia de 280 a 295mOsm/kg, graças a dois mecanismos: o da sede, que regula a entrada de água no corpo, e a excreção renal de água, que é regulada pela ação da vasopressina. Na presença de restrição hídrica, espera-se que a redução na excreção renal de água seja o mecanismo acionado para a manutenção da osmolalidade sérica, determinando uma osmolalidade urinária superior a 850mOsm/kg, o que implicaria uma relação entre a osmolalidade urinária e a sérica superior a 2:1.

Conclui-se, assim, pelos sintomas do paciente e resultados laboratoriais iniciais que estamos diante de um caso de uma síndrome de *diabetes insipidus*. Esta síndrome pode ser causada por diminuição da secreção hipofisária da vasopressina (*diabetes insipidus* central) ou por resistência à ação da vasopressina no receptor renal (*diabetes insipidus* nefrogênico).

Se após a administração da vasopressina ocorrer concentração da urina, com osmolalidade urinária superior a 50% (razão maior que 2:1), podemos concluir que se trata de um quadro de *diabetes insipidus* central completo. As principais causas da deficiência da vasopressina são doenças ou lesões que afetam a região hipotálamo-hipofisária como traumatismos, tumores, doenças granulomatosas e infecciosas, entre outras.

Se a relação entre a osmolalidade urinária e a sérica, após a administração de vasopressina, permanecer 1:1, concluímos que há resistência da ação deste hormônio no receptor renal e, portanto, trata-se de *diabetes insipidus* nefrogênico, que pode ser induzido por administração de algumas drogas, como o lítio, por distúrbios metabólicos, doenças renais crônicas e após transplante renal ou necrose tubular aguda.

Bibliografia Consultada

BAYLIS PH; CHEETAM T. Diabetes insipidus. Arch Dis Child 1998;79:84-9.

VILAR L. Alterações da vasopressina. In: Coronho V. Tratado de Endocrinologia e Cirurgia Endócrina. 1ª ed. Rio de Janeiro: Guanabara Koogan; 2001. Cap. 37, p. 316-33.

14 Em que consiste o sistema renina-angiotensina-aldosterona?

Carlos Eduardo dos Santos Ferreira
Lais Pinto de Almeida

O sistema renina-angiotensina-aldosterona é um sistema de peptídeos com características endócrinas. É constituído por um conjunto de enzimas e seus receptores, que atuam em cascata, sobre diferentes órgãos, a fim de controlar a pressão arterial. A regulação da pressão arterial se dá pelo controle do volume plasmático, balanço eletrolítico e da pressão de perfusão renal.

A renina é uma enzima proteolítica, produzida em diversos tecidos, mas principalmente pelas células justaglomerulares da mácula densa dos rins, a partir do seu precursor, a pró-renina. A liberação da renina na circulação ocorre em resposta a uma variedade de estímulos, como a queda da pressão hidrostática renal, hiponatremia, hipercalemia, diminuição da concentração plasmática de catecolaminas, angiotensina II ou do hormônio natriurético atrial. A renina atua sobre o angiotensinogênio, uma alfa-2-globulina produzida pelo fígado, convertendo-o em angiotensina I. Essa, por sua vez, passa à angiotensina II por ação da enzima conversora de angiotensina (ECA), uma metaloproteinase associada à membrana, predominantemente expressa no endotélio pulmonar.

A angiotensina II estimula a liberação de aldosterona e é um potente vasoconstritor, estimulando a liberação de catecolaminas pelas adrenais, norepinefrina pelo sistema nervoso simpático e vasopressina. Por fim, a angiotensina II é convertida em angiotensina III, um modulador da secreção de aldosterona.

A aldosterona é produzida pela zona glomerulosa das adrenais e atua sobre os receptores de mineralocorticoides nos tubos coletores renais, levando à reabsorção de sódio, ao aumento do volume intravascular e à perda de potássio.

Bibliografia Consultada

CAMPBELL DJ. Critical review of prorenin and (pro)renin receptor research. Hypertension 2008;51:1259-64.

GUBER HA; FARAG AF; LO J et al. Evaluation of endocrine function. In: McPherson RA; Pincus MR. Henry's Clinical Diagnosis and Management by Laboratory Methods. 21st ed. Philadelphia: Saunders Elservier; 2007. Cap. 24, p. 326-63.

MARTIN PAUL M; MEHR AP; KREUTZ R. Physiology of local renin-angiotensin systems. Physiol Rev 2006;86:747-803.

15

Um paciente apresenta queda súbita na pressão arterial sistêmica.

Quais são os mecanismos renais relacionados com a regulação da pressão arterial? Como estes mecanismos resultam em aumento do volume sanguíneo? Qual é a resposta renal quando a pressão arterial retorna ao normal?

Carlos Eduado dos Santos Ferreira

Lais Pinto de Almeida

O principal mecanismo regulatório quando o paciente apresenta queda súbita da pressão arterial é a ativação do sistema renina-angiotensina-aldosterona (SRAA), o qual é responsável pela homeostase da pressão arterial, do volume plasmático e do balanço eletrolítico. As principais fontes de renina são os rins, onde ocorre sua síntese, armazenamento em grânulos e liberação pelas células do aparelho justaglomerular, localizadas na parede da arteríola aferente. Diante de uma queda súbita da pressão arterial, barorreceptores renais estimulam essas células a liberarem renina, que age sobre seu substrato produzido pelo fígado, o angiotensinogênio, quebrando-o no decapeptídeo angiotensina I.

A angiotensina I é clivada em angiotensina II pela enzima conversora de angiotensina (ECA), predominantemente expressa na superfície do endotélio pulmonar.

A angiotensina II é o principal efetor do sistema renina-angiotensina-aldosterona. A angiotensina II pode atuar nos receptores AT_1 ou AT_2. A ação sobre AT_1 induz a vasoconstrição e secreção de aldosterona pelo córtex adrenal, resultando em elevação da pressão arterial e retenção de sódio e água. Esse receptor é mais abundante que o AT_2, que tem efeitos contrários. A angiotensina II, atuando no AT_1, leva à vasoconstrição das arteríolas eferentes no rim, causando aumento da pressão de perfusão do glomérulo, gerando aumento do volume intravascular. Atua também sobre a hipófise, para a liberação do hormônio antidiurético, que age sobre os tubos coletores, retendo mais água e, consequentemente, aumentando a pressão arterial. A aldosterona, por sua vez, atua sobre os túbulos renais, estimulando a retenção de sódio e água.

Uma vez que a pressão seja normalizada, o estímulo para a liberação da renina cessa e a atuação do SRAA diminui.

Bibliografia Consultada

GUBER HA; FARAG AF; LO J et al. Evaluation of endocrine function. In: McPherson RA; Pincus MR. Henry's Clinical Diagnosis and Management by Laboratory Methods. 21st ed. Philadelphia: Saunders Elsevier; 2007. Cap. 24; p. 326-63.

KALUPAHANA N; MOUSTAID-MOUSSA N. The renin-angiotensin system: a link between obesity, inflammation and insulin resistance. Obes Rev 2012; 13:136-49.

16 Qual é o mecanismo tubular de reabsorção de glicose?

Cristina Khawali

Normalmente, quase toda glicose filtrada pelos glomérulos é reabsorvida no túbulo contornado proximal e, por isto, a urina contém quantidades mínimas de glicose. A reabsorção tubular é feita por transporte ativo em resposta às necessidades do organismo para manter uma concentração adequada de glicose. Se os níveis sanguíneos de glicose ficaram elevados, o transporte tubular desta substância passa a ser incompetente para reabsorver toda a quantidade filtrada e ela aparece na urina. O nível sanguíneo de glicose a partir do qual a reabsorção tubular se torna ineficiente é chamado limiar renal e é de 160 a 180mg/dL. A presença de glicose não reabsorvida no fluido tubular torna-o osmótico, retirando água do organismo. Esta diurese osmótica ocasionada pela glicosúria determina um dos sintomas clínicos do *diabetes mellitus* – a poliúria.

Bibliografia Consultada

McPHERSON RA; BEN-EZRA J; ZHAO S. Basic examination of urine. In: McPherson RA; Pincus MR (eds). Henry's Clinical Diagnosis and Management by Laboratory Methods. 21st ed. Philadelphia: Saunders Elsevier; 2007. Cap. 27, p. 394-425.

17 Quais são as semelhanças e diferenças observadas na clínica e no exame de urina de rotina em portadores de *diabetes mellitus* e *diabetes insipidus*?

Cristina Khawali

Os principais sintomas do *diabetes insipidus* são poliúria e polidipsia, que se manifestam durante o dia e à noite. A nictúria está quase sempre presente, sendo a queixa principal, muitas vezes, a que leva o paciente a procurar assistência médica.

O volume urinário diário pode variar de 4 litros/dia, quando o paciente começa a se queixar da poliúria, até volumes marcantes quanto 24 litros/dia, nas formas de *diabetes insipidus* com deficiência total de vasopressina.

Os pacientes com *diabetes insipidus* têm preferência por ingestão de bebidas geladas. Se o acesso à água for reduzido ou interrompido, hiperosmolaridade plasmática desenvolve-se rapidamente, podendo surgir sintomas neurológicos tais com irritabilidade, confusão mental, ataxia, hipertermia e coma.

No *diabetes mellitus*, os níveis aumentados de glicemia ultrapassam a capacidade de transporte máximo tubular, promovendo perda renal de glicose (glicosúria), que exerce efeito osmótico, aumentando a perda hídrica. A poliúria instalada ativa mecanismos de compensação, levando à polidipsia. A poliúria é menos acentuada que a do *diabetes insipidus*, atingindo entre 3 e 5 litros/dia, em média. Com o decorrer do quadro, o paciente perde peso, a despeito da polifagia. Este quadro é mais evidente ao diagnóstico do diabetes tipo 1, pois o diabetes tipo 2 caracteriza-se por prolongado período assintomático.

O quadro 1 aponta as principais diferenças no exame de urina para estes dois diagnósticos:

Quadro 1 – Diferenças no exame de urina para diagnóstico de *diabetes mellitus* e *diabetes insipidus*.

Parâmetro	*Diabetes insipidus*	*Diabetes mellitus*
Cor	Amarela bem clara	Amarela escura
Aspecto	Indiferente	Indiferente
Densidade	< 1,005	> 1,020
pH	Indiferente	Indiferente
Pesquisa de proteínas	Normalmente ausente	Pode estar presente
Pesquisa de glicose	Negativa	Positiva
Pesquisa de corpos cetônicos	Negativa	Pode ser positiva
Pesquisa de hemoglobina, bilirrubina, urobilinogênio e nitritos	Indiferente	Indiferente

Bibliografia Consultada

GUBER HA; FARAG AF; LO J et al. Evaluation of endocrine function. In: McPherson RA; Pincus MR (eds). Henry's Clinical Diagnosis and Management by Laboratory Methods. 21st ed. Philadelphia: Saunders Elsevier; 2007. Cap. 24, p. 326-363.

18 O que é a fração de excreção de sódio (FE$_{Na}$)?

Nairo Massakazu Sumita

A medida do sódio urinário de 24 horas fornece pouca informação acerca da função renal. O exame indicado denomina-se fração de excreção de sódio (FE$_{Na}$), que pode ser calculado conforme a seguinte fórmula:

$$FE_{Na}\ (\%) = \frac{Na\ urinário \times Creatinina\ sérica}{Na\ sérico \times Creatinina\ urinária} \times 100$$

O resultado expressa a porcentagem do sódio filtrado excretado na urina. Na presença de oligúria, uma FE$_{Na}$ inferior a 1% sugere insuficiência renal pré-renal. Nesta situação, não há um defeito estrutural nos rins, mas a disfunção renal decorre da queda na perfusão sanguínea renal. Já os valores superiores a 1% sugerem necrose tubular aguda (NTA), indicando um quadro clínico de insuficiência renal aguda devido a uma lesão isquêmica e/ou nefrotóxica.

Bibliografia Consultada

DELANEY MP; PRICE CP; NEWMAN DJ et al. Kidney disease. In: Burtis CA; Ashwood ER; Bruns DE (eds). Tietz Textbook of Clinical Chemistry and Molecular Diagnostics. 4th ed. St. Louis: Elsevier Saunders; 2006. Cap. 45; p. 1671-745.

MAGALDI AJ; SEGURO AC; HELOU CMB. Distúrbios do metabolismo de água e sódio. In: Lopes AC (org). Tratado de Clínica Médica. 2ª ed. São Paulo: Roca; 2009. v. 2, p. 2809-18.

II

AVALIAÇÃO
LABORATORIAL

19 Quais são as características da creatinina que permitem sua utilização como biomarcador da filtração glomerular?

Flavio Ferraz de Paes e Alcântara
Carlos Eduardo dos Santos Ferreira
Lais Pinto de Almeida

Das substâncias endógenas, a creatinina é uma das que apresentam características mais próximas do ideal para ser utilizada como um biomarcador da filtração glomerular. A geração de creatinina é relativamente estável, com variação biológica em torno de 5,3% e sua concentração plasmática é função direta da massa e da atividade musculares, ocorrendo apenas discretas variações transitórias em relação à dieta. O nível sérico não depende da função de nenhum outro órgão e a excreção é quase que exclusivamente por filtração glomerular. Ainda que não seja reabsorvida pelos túbulos renais, em indivíduos normais cerca de 15% da creatinina presente na urina provém de secreção pelas células tubulares.

No aspecto analítico, a clássica reação de Jaffe, baseada na reação da creatinina com o picrato em meio alcalino, atende razoavelmente às necessidades clínicas, especialmente com as numerosas modificações introduzidas ao longo das décadas, com a finalidade de minimizar o efeito de interferentes e diminuir o tempo de reação. A metodologia enzimática constitui-se em um método mais específico que a reação de Jaffe. São utilizadas enzimas que participam na fosforilação, as quais, embora não imunes a interferentes, são menos influenciadas.

Bibliografia Consultada

DELANGHE JR; SPEECKAERT MM. Creatinine determination according to Jaffe—what does it stand for? NDT Plus 2011;4:83-6.

National Kidney Foundation. K/DOQI Clinical Practice Guidelines for Chronic Kidney Disease: Evaluation, Classification and Stratification. Am J Kidney Dis 2002;39:S1S266.

TRAYNO J; MACTIER R; GEDDES CC et al. How to measure renal function in clinical practice. BMJ 2006;333:733-7.

PANTEGHINI M. Enzymatic assays for creatinine: time for action. Scand J Clin & Lab Invest 2008;68:(S241):84-8.

20 Quais são as principais limitações do uso da creatinina como biomarcador da filtração glomerular?

Flavio Ferraz de Paes e Alcântara
Carlos Eduardo dos Santos Ferreira
Lais Pinto de Almeida

As principais limitações do uso da dosagem de creatinina como biomarcador da filtração glomerular incluem:

a) A geração de creatinina sérica varia em função da massa muscular do indivíduo, portanto atletas e indivíduos corpulentos têm concentrações séricas mais elevadas que indivíduos muito magros, amputados ou paraplégicos, crianças e idosos têm níveis menores que adultos. Pelo mesmo motivo, homens, em geral, têm concentrações séricas maiores que mulheres. A geração de creatinina no tecido muscular também varia entre as raças, de acordo com o tipo de fibras musculares predominantes, sendo que negros parecem produzir uma quantidade maior do que os asiáticos. Os caucasianos estão entre os dois grupos.

b) A dieta também é um fator de variação: vegetarianos e indivíduos mal nutridos possuem concentrações séricas menores de creatinina. Há, transitoriamente, o aumento da concentração sérica de creatinina após o consumo elevado de carnes ou dietas com suplementos de aminoácidos.

c) Alguns medicamentos, como cimetidina e trimetoprima, bloqueiam a secreção tubular de creatinina, levando ao aumento da concentração plasmática real.

Do ponto de vista laboratorial, a inespecificidade de alguns dos métodos amplamente utilizados e a eventual presença de substâncias endógenas, como cetonas e piruvato, e alguns medicamentos, como cefalosporinas e dipirona, podem levar a resultados falsamente elevados ou rebaixados.

Bibliografia Consultada

DALTON RN. Serum creatinine and glomerular filtration rate: perception and reality. Clin Chem 2010;56:687-9.

FESLER P. Estimation of glomerular filtration rate: what are the pitfalls? Curr Hypertens Rep 2011;13:116-21.

GREENBERG N; ROBERTS WL; BAHMANN LM et al. Specificity characteristics of 7 commercial creatinine measurement procedures by enzymatic and Jaffe method principles. Clin Chem 2012;58:391-401.

MAYERSOHN M; CONRAD KA; ACHARI R. The influence of a cooked meat meal on creatinine plasma concentration and creatinine clearance. Br J Clin Pharmacol 1983;15:227-30.

21 Quais são as características ideais para que uma substância possa ser utilizada como biomarcador da filtração glomerular?

Flavio Ferraz de Paes e Alcântara

Para que uma substância seja utilizada como um biomarcador da filtração glomerular, ela deve possuir algumas características como ser endógena, ter produção constante pelo organismo, não circular ligada a outras substâncias, não ser metabolizada pelos rins ou por outros órgãos, ser livremente filtrada pelo glomérulo renal, não ser secretada ou reabsorvida pelas células tubulares renais e sua excreção deve ser exclusivamente renal. Do ponto de vista analítico, é desejável que esta substância possa ser dosada por metodologia robusta, rápida e de baixo custo.

Entre as substâncias endógenas, a creatinina é a que apresenta características mais próximas do ideal, enquanto entre as exógenas, a inulina, um polímero de frutose presente em alguns vegetais, alguns complexos radioisotópicos, como $^{51}CrEDTA$, $^{99m}Tc\text{-}DTPA$ e ^{125}I-iotalamato, e, ainda, alguns radiocontrastes, como o iotalamato e o io-hexol, possuem algumas destas características.

Bibliografia Consultada

TRAYNO J; MACTIER R; GEDDES CC et al. How to measure renal function in clinical practice. BMJ 2006;333:733-7.

22 Qual é o valor da depuração de creatinina de um paciente que apresenta volume urinário de 24 horas 1.000mL; creatinina sérica 2,10mg/dL; creatinina urinária 3,0g/L?

Adagmar Andriolo

A fórmula para o cálculo da depuração da creatinina é:

$$\frac{UV}{P}$$

Onde U é igual à concentração da creatinina urinária, V é igual ao volume urinário, por unidade de tempo e P é igual a concentração da creatinina sérica.

A depuração de creatinina é expressa em uma unidade própria: mL/minuto.

Inicialmente, devemos converter as medidas para as unidades compatíveis, ou seja, mg/dL e minuto.

- Creatinina sérica: 2,10mg/dL
- Creatinina urinária: 3,0g/L = 3,0mg/mL = 300mg/dL
- Tempo: 24 horas = 1.440 minutos
- Volume urinário: 1.000mL em 1.440 minutos = 0,69mL/minuto

Dessa forma, UV/P corresponde a $(300 \times 0,69)/2,10 = 99mL/minuto$

Bibliografia Consultada

LAMB E; NEWMAN DJ; PRICE CP. Kidney function tests. In: Burtis CA; Ashwood ER; Bruns DE (eds). Tietz Textbook of Clinical Chemistry and Molecular Diagnostics. 4th ed. St. Louis: Elsevier Saunders; 2006. Cap. 24, p. 797-835.

23 Quais são as principais limitações do uso da depuração da creatinina como biomarcador da taxa de filtração glomerular em pacientes com algum grau de insuficiência renal?

Flavio Ferraz de Paes e Alcântara

Os pacientes com comprometimento da função renal passam a usar excreção de creatinina por outras vias que não apenas o rim. A secreção tubular, que normalmente é pequena e quase não afeta os resultados, em condições de insuficiência renal aumenta significativamente. A excreção de creatinina por via extrarrenal, por crescimento de bactérias no intestino delgado, por exemplo, aumenta consideravelmente em pacientes com redução grave da função renal.

Como consequência destes fatores, a concentração da creatinina sérica deixa de representar, adequadamente, o grau de disfunção glomerular, sendo esta substimada.

Bibliografia Consultada

LAMB E; NEWMAN DJ; PRICE CP. Kidney function tests. In: Burtis CA; Ashwood ER; Bruns DE (eds). Tietz Textbook of Clinical Chemistry and Molecular Diagnostics. 4th ed. St. Louis: Elsevier Saunders; 2006. Cap. 24, p. 797-835.

WALSER M. Assessing renal function from creatinine measurements in adults with chronic renal failure. Am J Kidney Dis 1998;32:23-31.

24 Como podemos estimar a taxa de filtração glomerular utilizando a fórmula de Cockcroft e Gault e como o resultado obtido deve ser reportado? (paciente de 50 anos de idade, creatinina sérica de 1,12mg/dL e peso corporal de 72 quilos).

Flavio Ferraz de Paes Alcântara

A *National Kidney Foundation* preconiza o uso de fórmulas para a estimativa da filtração glomerular, em vez do uso da depuração da creatinina, uma vez que os cálculos mostraram melhor correlação com a medida da taxa de filtração quando é utilizada a inulina ou outros marcadores exógenos. Este cálculo, derivado da concentração da creatinina sérica, é relativamente simples e permite o rastreio de alterações renais na população, sem os inconvenientes da coleta de urina.

A fórmula proposta por Cockcroft e Gault é:

$$\frac{[(140 - idade) \times peso\ corporal]}{(72 \times creatinina\ sérica)}$$

Sendo a idade expressa em anos, o peso corporal em quilogramas e a creatinina sérica em mg/dL. Se a pessoa for do sexo feminino, o resultado deve ser multiplicado por 0,85.

Para o paciente em questão, temos:

$$[(140 - 50) \times 72/(72 \times 1,12)] \times 0,85 = [(90 \times 72)/81] \times 0,85 =$$
$$(6.480/801) \times 0,85 = 80 \times 0,85 = 68mL/min/1,73m^2$$

Observar que os resultados são expressos em $mL/min/1,73m^2$, pois a fórmula foi calculada com base em uma área de superfície corporal média.

O *National Kidney Disease Educational Program* recomenda que as estimativas da taxa de filtração glomerular com resultados superiores a 60mL/min/1,73m^2 sejam referidas apenas como "superior a 60mL/min/1,73m^2" e não seja liberado o valor numérico obtido no cálculo. Dessa forma, no caso em questão, o resultado é: eTFG (taxa de filtração glomerular estimada) acima de 60mL/min/1,73m^2.

Bibliografia Consultada

COCKCROFT DW; GAULT MH. Prediction of creatinine clearance from serum creatinina. Nephron 1976;16:31-41.

25

Como podemos estimar a taxa de filtração glomerular pela fórmula MDRD (*Modification of Diet in Renal Disease*) de um paciente de 50 anos de idade, do sexo masculino, que apresente creatinina sérica de 1,11mg/dL, etnicamente identificado como afro-brasileiro, considerando que o método de dosagem não é referenciado ao método de espectrometria de massas com diluição isotópica?

Flavio Ferraz de Paes e Alcântara
Adagmar Andriolo

Para a estimativa da taxa de filtração glomerular pela fórmula MDRD quatro variáveis são usadas: sexo, idade, concentração da creatinina sérica e raça. É fundamental saber se o método empregado para análise da creatinina sérica foi calibrado com um padrão quantificado por amostra rastreável ao método de medição IDMS (*isothope dilution mass spectrometry*). Esta informação consta na bula dos conjuntos diagnósticos. Em caso de método referenciado por IDMS, a fórmula MDRD a ser utilizada é:

$$\text{eTFG} = 175 \times (\text{creatinina sérica})^{-1,154} \times (\text{idade})^{-0,203} \times (1,210, \text{se for afro-brasileiro}) \times (0,742, \text{se for mulher}).$$

Para o paciente acima:

$$\text{eTFG} = 175 \times (1,11)^{-1,154} \times (50)^{-0,203} \times (1,212) =$$
$$175 \times 0,887 \times 0,452 \times 1,210 = 85\text{mL/min/1,73m}^2.$$

Observar que os resultados são expressos em mL/min/1,73m², pois a fórmula foi calculada com base em uma área de superfície corporal média.

O *National Kidney Disease Educational Program* recomenda que as estimativas da taxa de filtração glomerular com resultados superiores a 60mL/min/1,73m² sejam referidas apenas como "superior a 60mL/

min/1,73m²" e não seja liberado o valor numérico obtido no cálculo. Dessa forma, no caso em questão, o resultado é: eTFG acima de 60mL/min/1,73m².

Bibliografia Consultada

National Kidney Foundation-K/DOQI. Clinical practice guidelines for chronic kidney disease: evaluation, classification, and stratification. Am J Kidney Dis 2002;39(Suppl. 1):S1-266.

26 Como podemos estimar a taxa de filtração glomerular pela fórmula MDRD (*Modification of Diet in Renal Disease*) de um paciente de 50 anos de idade, do sexo masculino, que apresente creatinina sérica de 1,11mg/dL, etnicamente identificado como afro--brasileiro, considerando que o método de dosagem não é referenciado ao método de espectrometria de massas com diluição isotópica?

Flavio Ferraz de Paes e Alcântara
Adagmar Andriolo

Nas situações em que o método de dosagem da creatinina não é referenciado ao método de espectrometria de massas com diluição isotópica – IDMS, a fórmula a ser usada para o cálculo da estimativa da taxa de filtração glomerular é:

$$eTFG = 186 \times (\text{creatinina sérica})^{-1,154} \times (\text{idade})^{-0,203} \times$$
$$(1,210, \text{se for afro-brasileiro}) \times (0,742, \text{se for mulher}).$$

Para o paciente acima:

$$eTFG = 186 \times (1,11)^{-1,154} \times (50)^{-0,203} \times (1,210) =$$
$$186 \times 0,887 \times 0,452 \times 1,210 = 74\text{mL/min/1,73m}^2.$$

Observar que os resultados são expressos em mL/min/1,73m², pois a fórmula foi calculada com base em uma área de superfície corporal média.

O *National Kidney Disease Educational Program* recomenda que as estimativas da taxa de filtração glomerular com resultados superiores a 60mL/min/1,73m² sejam referidas apenas como "superior a 60mL/

min/1,73m^2" e não seja liberado o valor numérico obtido no cálculo. Dessa forma, no caso em questão, o resultado é: eTFG acima de 60mL/min/1,73m^2.

Bibliografia Consultada

National Kidney Foundation-K/DOQI. Clinical practice guidelines for chronic kidney disease: evaluation, classification, and stratification. Am J Kidney Dis 2002;39(Suppl. 1):S1-266.

27 Como podemos estimar a taxa de filtração glomerular de um paciente com 5 anos de idade, altura de 80 centímetros, com creatinina sérica de 0,56mg/dL, por método referenciado ao de espectrometria de massas?

Flavio Ferraz de Paz e Alcântara

Para crianças, ou seja, indivíduos com menos de 18 anos de idade, são aplicadas fórmulas diferentes das empregadas em adultos. Comumente, as fórmulas de Schwartz simplificada ou a de Counaham-Barret são utilizadas, uma vez que empregam apenas a medida da altura do indivíduo e a concentração da creatinina sérica.

Fórmula de Schwartz simplificada é:

$$eTFC = 0,413 \times (\text{altura/concentração da creatinina sérica})$$

Sendo a altura expressa em centímetros e a concentração da creatinina em mg/dL.

Para o paciente em questão, temos:

$$eTFC = 0,413 \times (80/0,56) = 0,413 \times 142 = 59mL/min/1,73m^2$$

Observar que os resultados são expressos em $mL/min/1,73m^2$, pois a fórmula foi calculada com base em uma área de superfície corporal média.

Bibliografia Consultada

SCHWARTZ GJ; BRION LP; SPITZER A. The use of plasma creatinine concentration for estimating glomerular filtration rate in infants, children, and adolescents. Pediatr Clin North Am 1987;34:571-90.

28

Os valores de referência da taxa de filtração glomerular (TFG) habitualmente aceitos para indivíduos adultos são de 85 a 125mL/min/1,73m² e de 75 a 115mL/min/1,73m², para homens e mulheres, respectivamente.

Quais são os intervalos aceitáveis para as diferentes faixas etárias?

Flavio Ferraz de Paes e Alcântara

Os valores de referência para TFG em crianças não são os mesmos dos adotados para adultos. Para crianças de até uma semana de vida, os valores são próximos a $41 \pm 15mL/min/1,73m^2$; entre a 2ª e 8ª semanas, de $66 \pm 25mL/min/1,73m^2$; de 8 semanas a 2 anos, de $96 \pm 22mL/min/1,73m^2$. Após os 2 anos de idade, os valores aproximam-se dos valores do adulto.

Bibliografia Consultada

HOGG RJ et al. National Kidney Foundation's Kidney Disease Outcomes Quality Initiative Clinical Practice Guidelines for Chronic Kidney Disease in Children and Adolescents: Evaluation, Classification, and Stratification. Pediatrics 2003;111:1416-21.

29 O que é depuração renal e como justificar seu uso para a avaliação da filtração glomerular?

Carlos Eduardo dos Santos Ferreira
Lais Pinto de Almeida

A depuração renal de uma substância é definida como o volume teórico de plasma do qual esta substância é completamente removida pelos rins por unidade de tempo. Idealmente, essa substância deveria ter concentração plasmática constante, ser fisiologicamente inerte, livremente filtrada pelos glomérulos e não sofrer secreção, absorção, síntese ou metabolização renal. Para calcular a depuração renal de uma substância, é necessário conhecer a quantidade excretada na urina, o que pode ser calculado utilizando-se a concentração urinária, o volume de urina formado em determinado tempo e a concentração plasmática dessa substância. A fórmula geral para o cálculo da depuração é a seguinte:

Depuração = UV/P; onde U e P são as concentrações urinárias e plasmáticas da substância, respectivamente, expressas nas mesmas unidades, e V é o volume urinário, por unidade de tempo.

A depuração é expressa, mais frequentemente, em mL/min.

Diversas substâncias, endógenas e exógenas, podem ser utilizadas para a determinação da depuração renal, com diferentes graus de eficiência.

Bibliografia Consultada

DELANEY MP; PRICE CP; NEWMAN DJ et al. Kidney disease. In: Burtis CA; Ashwood ER; Bruns DE (eds). Tietz Textbook of Clinical Chemistry and Molecular Diagnostics. 4th ed. St. Louis: Elsevier Saunders; 2006. Cap. 45, p. 1671-745.

30 O que é cistatina C e qual sua utilidade na avaliação da função renal?

Flavio Ferraz de Paes Alcântara

A cistatina C é uma proteína de peso molecular de 13kDa, membro da superfamília de inibidores das cistinoproteases. Esta superfamília, com pelo menos 11 membros, contém três famílias, sendo a II inclui proteínas extracelulares, como a cistatina C. Fisiologicamente, a cistatina C parece ter um papel em processos ateroscleróticos e atuar como um fator de crescimento para células-tronco nervosas e participar na apresentação de antígenos. Está presente em todas as células nucleadas do organismo e em todos os líquidos orgânicos.

Sua dosagem no soro tem sido proposta para a avaliação da função de filtração glomerular, uma vez que sua produção é tida como estável. A concentração sérica não se altera em função de variações na dieta, raça, massa muscular ou drogas que afetam a secreção tubular, como ocorre com a creatinina. É livremente filtrada, reabsorvida e catabolizada pelas células dos túbulos renais proximais, não sendo encontrada na urina.

Parece que há maior variedade intraindivíduos que a da creatinina de até 75% e interindivíduos de 25%. Além disso, seus valores nem sempre são estáveis, pois há relatos de aumento na presença de malignidades, de infecção por HIV, tabagismo e em terapia com glicocorticoides.

Ainda assim, a cistatina C parece ser melhor que a creatinina para detectar alterações na função renal, principalmente em indivíduos com comprometimento discreto da função renal, como em diabéticos.

Bibliografia Consultada

BOKENKAMP A; DOMANETZKI M; ZINCK R et al. Cystatin C: a new marker of glomerular filtration rate in children independent of age and height. Pediatrics 1998;101:875-81.

HOJS R; BEVC S; EKART R et al. Serum cystatin C as an endogenous marker of renal function in patients with mild to moderate impairment of kidney function. Nephrol Dial Transplant 2006;21:1855-62.

KEEVIL BG; KILPATRICK ES; NICHOLS SP et al. Biological variation of cystatin C: implications for the assessment of glomerular filtration rate. Clin Chem 1998;44:1535-9.

NEWMAN DJ. Cystatin C. Ann Clin Biochem 2002;39:89-104.

III

EXAME DE URINA

31 A quais riscos biológicos o pessoal técnico da seção de exame de urina está sujeito e como estes riscos podem ser minimizados?

Armando Morales Jr.
Gustavo Aguiar Campana

A manipulação de substâncias potencialmente infectantes, o contato direto com a amostra clínica e a inalação de aerossóis são as principais fontes de riscos biológicos. Para minimizá-los, equipamentos de proteção individual (EPIs), como luvas, máscaras e aventais, devem ser sempre utilizados durante a manipulação das amostras. Como as centrífugas apresentam vários riscos à segurança, precauções-padrão devem ser observadas.

Caso ocorra algum derramamento ou respingo de material biológico na centrífuga, é necessário desinfetá-la, utilizando desinfetante de superfície adequado. É fundamental seguir as instruções do fabricante, mas algumas regras gerais incluem:

1. No lado oposto de cada tubo de amostra deve-se colocar um tubo de tamanho idêntico, contendo o mesmo volume de líquido que o tubo de amostra, para que a carga do rotor seja equilibrada durante a operação.
2. Para evitar a formação de aerossóis, os tubos devem permanecer tampados durante a centrifugação.
3. Devem-se utilizar apenas tubos adequados para as caçapas, velocidade e equipamento.
4. As centrífugas devem ser equipadas com travas de segurança que mantenham a tampa travada durante o processo de operação, impedindo que ela seja aberta enquanto o rotor estiver girando.

5. Limpar imediatamente qualquer derramamento de material biológico com desinfetante de superfície.

Bibliografia Consultada

ESTRIDGE BH; REYNOLDS AP. Segurança no laboratório: riscos biológicos. In: Estridge BH; Reynolds AP (eds). Técnicas Básicas de Laboratório Clínico. 5ª ed. Porto Alegre: Artmed; 2011. p. 76-87.

TIERNO Jr PM; LIFSHITZ MS. Biological, chemical and nuclear terrorism: role of the laboratory. In: McPherson RA; Pincus MR (eds). Henry's Clinical Diagnosis and Management by Laboratory Methods. 21st ed. Philadelphia: Saunders Elsevier; 2007. Cap. 13, p. 133-43.

32 Como deve ser realizado o descarte das amostras e demais materiais utilizados na seção de exame de urina?

Armando Morales Jr.
Gustavo Aguiar Campana

A amostra de urina é classificada como um material potencialmente infectante (Grupo A – Resíduos potencialmente infectantes – RDC – ANVISA nº 306/04 e Resolução CONAMA nº 358/05), pertencendo ao Grupo A4. Estes resíduos podem ser dispostos sem tratamento prévio, na pia, com água corrente, ou no vaso sanitário. Neste caso, deve-se dar descarga após o descarte e, em ambas as situações, cuidados devem ser tomados para evitar respingos. Sempre que necessário, ou pelo menos diariamente, deve-se realizar a desinfecção da pia ou do vaso sanitário com solução de hipoclorito de sódio 1:5 ou 1:10. As soluções de hipoclorito de sódio guardadas em garrafas de plástico são eficazes durante um mês, se protegidas da luz. A mesma solução pode ser utilizada, rotineiramente, para desinfecção das bancadas e derrames acidentais. A solução deve ser deixada secar sobre área contaminada. Os materiais utilizados para higienização das bancadas, limpeza dos derramamentos e todos os materiais com os quais as amostras têm contato devem ser descartados em recipientes específicos para resíduos biológicos, lixeiras providas de tampa com acionamento por pedal, identificadas com o símbolo de risco biológico. De acordo com a política institucional, estes resíduos devem ser descontaminados ou coletados por empresa de coleta de resíduos biológicos certificada. Materiais como ponteiras, lâminas, lamínulas e vidros quebrados devem ser descartados nos recipientes apropriados para resíduos perfurocortantes devidamente identificados, os quais devem estar disponíveis na área de trabalho.

Recipientes vazios que contiveram urina devem ser acondicionados em saco vermelho e submetidos a tratamento utilizando-se processo físico ou outros processos que vierem a ser validados para a obtenção de redução ou eliminação da carga microbiana e que desestruture suas características físicas, de modo a se tornarem irreconhecíveis. Após o tratamento, podem ser acondicionados como resíduos do Grupo D.

Bibliografia Consultada

RESOLUÇÃO DA DIRETORIA COLEGIADA nº 306, de 7 de dezembro de 2004. Agência Nacional de Vigilância Sanitária.

STRASINGER SK; Di LORENZO MS. Segurança no laboratório clínico. In: Strasinger SK; Di Lorenzo MS (eds). Urinálise e Fluidos Corporais. 5ª ed. São Paulo: Livraria Médica Paulista Editora; 2009. p. 1-11.

33 Em que consiste o controle externo da qualidade (CEQ)?

Armando Morales Jr.

O controle externo da qualidade (CEQ) é uma sistemática de avaliação contínua do desempenho analítico, por meio da qual o laboratório analisa amostras de materiais similares aos da rotina, para avaliar, ajustar e padronizar seus processos. O principal objetivo do CEQ é monitorizar a exatidão dos processos, ainda que de forma pontual. O processo consiste na análise de amostras com diferentes níveis de parâmetros, em ocasiões diversas, para que sejam avaliadas tanto a precisão quanto a exatidão das medidas.

Bibliografia Consultada

ABNT NBR 15.268:2005. Laboratório clínico – Requisitos e recomendações para exame de urina. Acesso pelo site: www.abnt.org.br.

34 Como deve ser feito o controle de qualidade da dosagem de creatinina?

Armando Morales Jr.

O controle de qualidade da dosagem de creatinina no soro deve ser feito pelos controles interno e externo da qualidade estabelecidos no programa de garantia da qualidade do laboratório. O controle interno da qualidade (CIQ), pela dispersão dos resultados, avalia a variação aleatória (erro aleatório), também conhecida por reprodutibilidade e repetitividade, ou seja, a precisão do sistema analítico. O CIQ é responsável pelo monitoramento frequente da reprodutibilidade analítica, visando identificar erros inerentes ao processo de análise. Seus limites de tolerância (faixa aceitável) devem ser claramente estabelecidos e, caso estes limites sejam ultrapassados, devem ser tomadas ações corretivas adequadas e registradas. O CIQ deve ser composto de, pelo menos, dois níveis de concentração, preferivelmente um nível normal e outro anormal e as amostras devem ser analisadas a cada corrida analítica definida pelo usuário e sempre que ocorrer a calibração do equipamento, troca do lote de reagentes, manutenção ou reparo do equipamento e, ainda, quando os resultados das amostras forem questionados.

O controle externo da qualidade (CEQ), também conhecido por Ensaio de Proficiência, avalia a exatidão do sistema. É uma ferramenta de verificação do desempenho analítico, cujo propósito central é identificar e controlar a inexatidão (erro sistemático) do processo de análise, sendo para isto necessário que haja um número múltiplo de amostras a cada rodada. Erro sistemático é a diferença entre o resultado obtido e o valor verdadeiro, também conhecido por valor alvo ou valor central.

Vale ressaltar que tanto as amostras do CIQ quanto as do CEQ devem ser analisadas de forma idêntica às amostras clínicas.

Bibliografia Consultada

MILLER WG. quality control. In: McPherson RA; Pincus MR (eds). Henry's Clinical Diagnosis and Management by Laboratory Methods. 21st ed. Philadelphia: Saunders Elsevier; 2007. Cap. 10, p. 99-111.

35 Como pode ser realizado o controle de qualidade das tiras reagentes?

Paula Virginia Bottini

A primeira etapa do controle de qualidade de tiras reagentes diz respeito a sua utilização, manipulação e conservação. Tais cuidados incluem manter o frasco fechado, com o dissecante dentro e em local fresco; evitar mistura de tiras de lotes diferentes; não expor as tiras a substâncias voláteis; evitar tocar a área reagente; não utilizar a tira que apresente alteração de cor em alguma área reagente e nunca cortar as tiras reagentes.

Para controlar o desempenho das tiras reagentes utilizam-se controles multiconstituintes em, pelo menos, dois níveis, positivo e negativo ou alto e baixo. Estes controles podem ser comerciais ou podem-se usar controles caseiros. No caso de controles caseiros, estes devem ser de fácil preparo e manipulação, estáveis e com aparência e composição semelhantes à da urina. Um dos controles deve fornecer respostas fracamente positivas, com a finalidade de detectar a mínima deterioração das tiras reagentes. Os controles devem ser testados diariamente, no início da rotina, a cada frasco novo de tiras e a cada mudança de lote das tiras. Os resultados dos controles devem ser reprodutíveis, permitindo-se uma variação de um intervalo (em cruzes ou intervalo numérico) acima ou abaixo da média dos resultados obtidos. Adicionalmente, amostras de urina podem ser aliquotadas e analisadas a cada troca de turno de trabalho, como um teste de reprodutibilidade. A utilização de água como controle negativo não é aceitável para análises realizadas em equipamentos automatizados. O ideal é que se utilize solução salina a 0,85%.

Os controles devem ser ensaiados na frequência definida pelo laboratório e relacionada com o volume de amostras processadas. A participação em programas externos de proficiência é mandatória.

Bibliografia Consultada

European Urinalysis Guidelines. European Confederation of Laboratory Medicine – European Urinalysis Group. Scand J Clin Invest 2000;60:1-96.

HENRY JB; LAUZON RB; SCHUMANN GB. Exame básico de urina. In: Henry JB (ed). Diagnósticos Clínicos e Tratamento por Métodos Laboratoriais. 19ª ed. São Paulo: Manole; 1999. Cap. 18, p. 411-55.

36 Como pode ser feito o controle de qualidade dos equipamentos de leitura das tiras reagentes?

Célia Regina Garlipp

As leitoras de tiras reagentes semiautomatizadas ou automatizadas são fotômetros de reflectância que medem a luz refletida a partir da área reagente. Estes equipamentos medem, objetivamente, a intensidade da cor produzida nas reações específicas.

A grande vantagem de sua utilização é a padronização dos tempos de leitura e eliminação das variações subjetivas decorrentes da interpretação da intensidade das cores obtidas em cada área reagente. Não existe um controle de qualidade específico para esses equipamentos. O controle de qualidade é o mesmo adotado para as tiras reagentes. No entanto, como para qualquer outro equipamento, é necessário um programa de manutenção e conservação dessas leitoras. O procedimento recomendado é realizar, diariamente, à limpeza das partes externas, da bandeja de tiras e das *racks* de amostras. Caso a leitora possua esgoto, este deve ser esvaziado no final de cada turno de trabalho, de acordo com o programa de gestão de resíduos do laboratório. As demais limpezas devem obedecer à periodicidade especificada no manual de cada equipamento. Recomenda-se agendar manutenções preventivas a cada três ou seis meses, ou conforme as especificações do fabricante.

37 Como deve ser feito o controle de qualidade dos equipamentos automáticos que realizam a contagem de elementos figurados de urina?

Armando Morales Jr.

O controle da qualidade dos equipamentos que realizam a contagem de elementos figurados de urina deve ser feito pela avaliação da precisão, obtida pela análise de amostras de controle interno da qualidade (CIQ) e da exatidão, obtida pela análise de amostras de controle externo da qualidade (CEQ), também conhecido por Ensaio de Proficiência. Devido às diferentes metodologias utilizadas na automação do exame de urina, faz-se necessário verificar, no manual do equipamento, qual é o material preconizado para ser utilizado como CIQ.

De forma geral, o CIQ é composto por:

- Controle positivo, uma suspensão de glóbulos vermelhos humanos fixados em solução equilibrada isotonicamente, tamponada sem outras partículas, utilizada como controle anormal.
- Controle negativo, uma solução de água, sais e conservantes, utilizada como controle normal para verificar a precisão da contagem feita pelo instrumento.
- *Focus*, suspensão de eritrócitos humanos, água, sais, corantes e conservantes, utilizado para verificar o nível de luminosidade e para ajustar o foco do instrumento.

Os controles positivo e negativo devem ser processados pelo menos uma vez a cada 24 horas, ou conforme especificado pelo programa de garantia da qualidade do laboratório. O *focus* deve ser efetuado, pelo menos, uma vez a cada 24 horas, preferivelmente antes do processamento dos controles e após a limpeza do equipamento. Também é preconizado o processamento de uma solução de limpeza e de uma solução diluente, pelo menos, uma vez a cada 24 horas, ou após determinado número de amostras ter sido analisado.

Bibliografia Consultada

ABNT NBR 15.268:2005 – Laboratório clínico – requisitos e recomendações para exame de urina. Acesso pelo site: www.abnt.org.br.

38 Uma amostra de urina de cor verde-amarela com resultados das pesquisas para glicose e bilirrubina negativas deve ser validada ou há necessidade de se solicitar nova amostra?

Gustavo Aguiar Campana

A coloração amarela da urina deve-se, principalmente, ao pigmento urocromo e, em menor escala, à urobilina e à uroeritrina. A quantidade de urocromo é relacionada diretamente ao metabolismo e inversamente ao grau de hidratação do indivíduo.

A urina de cor amarelo-esverdeada possui, como principal causa, a presença de bilirrubina e ou biliverdina em portadores de doença hepática. A urina de coloração amarelo-esverdeada, com provas bioquímicas negativas para glicose e bilirrubina, pode ser decorrente da presença de substâncias externas, tais como medicamentos e corantes. São causas de coloração esverdeada a interferência de amitriptilina, cimetidina, prometazina, entre outros.

Deve-se, neste caso descrito acima, avaliar a condição de uso de medicamentos e exposição prévia a outros agentes pelo paciente nos dias anteriores à coleta da amostra. Caso não seja identificada nenhuma causa que justifique a cor observada, uma nova amostra deve ser solicitada.

Bibliografia Consultada

HENRY JB; LAUZON RB; SCHUMANN GB. Exame básico de urina. In: Henry JB (ed). Diagnósticos Clínicos e Tratamento por Métodos Laboratoriais. 19ª ed. São Paulo: Manole; 1999. Cap. 18, p. 411-55.

SIMERVILLE JA; MAXTED WC; PAHIRA JJ. Urinalysis: a comprehensive review. Am Fam Physician 2005;71:1153-62.

39 Uma amostra de urina de cor amarelo--escura, ao ser agitada, produziu uma espuma branca. Esta amostra deve ser validada ou há necessidade de se solicitar outra?

Gustavo Aguiar Campana

A urina normal concentrada, após agitação, leva à formação de uma espuma branca, em contrapartida à espuma de coloração amarelada observada na presença de bilirrubina. Neste caso, a amostra pode ser validada, pois se trata de uma amostra de urina provavelmente normal e concentrada.

Bibliografia Consultada

HENRY JB; LAUZON RB; SCHUMANN GB. Exame básico de urina. In: Henry JB (ed). Diagnósticos Clínicos e Tratamento por Métodos Laboratoriais. 19ª ed. São Paulo: Manole; 1999. Cap. 18. p. 411-455.

40 Ao exame, uma amostra de urina revelou-se turva, com forte cheiro de amoníaco. Esta amostra deve ser validada ou há necessidade de se solicitar outra?

Gustavo Aguiar Campana
Adagmar Andriolo

A observação de urina de aspecto turvo não necessariamente indica um evento patológico. Pode ser decorrente de formações amorfas não patológicas, como uratos, nas urinas ácidas e fosfatos, nas urinas alcalinas, de contaminação com talco, pó ou antissépticos que contenham fenol.

Turvação patológica pode ser devida a um número elevado de hemácias ou de leucócitos em suspensão, processos infecciosos ou inflamatórios das vias urinárias.

Para a caracterização das formações amorfas, pode ser feita a prova de solubilidade. Fosfatos amorfos serão dissolvidos pela adição de ácido acético e aquecimento a 60°C e uratos amorfos se dissolverão após a adição de hidróxido de sódio.

A turvação causada pelo aumento do número de hemácias ou leucócitos é evidenciada ao exame microscópico.

O odor característico da urina normal é aromático e fraco. A presença de odor amoniacal e fétido indica contaminação bacteriana. Se a urina em questão tiver sido recém-emitida, deve ser validada, caso tenha sido coletada há mais de 3 horas; provavelmente, o aspecto e o odor sejam decorrentes de contaminação bacteriana, tornando a amostra inadequada para a realização dos exames laboratoriais, sendo necessário nova coleta.

Bibliografia Consultada

HENRY JB; LAUZON RB; SCHUMANN GB. Exame básico de urina. In: Henry JB (ed). Diagnósticos Clínicos e Tratamento por Métodos Laboratoriais. 19ª ed. São Paulo: Manole; 1999. Cap. 18, p. 411-55.

SIMERVILLE JA; MAXTED WC; PAHIRA JJ. Urinalysis: a comprehensive review. Am Fam Physician 2005;71:1153-62.

41 Quais são os tipos de amostra de urina adequados para a realização de cultura?

Carmen Paz Oplustil

Existem vários tipos de amostras de urina que podem ser utilizados para cultura de urina, mas possuem finalidades diagnósticas diferentes, por isso é muito importante orientar corretamente o paciente no momento da coleta, de acordo com a solicitação médica.

Preferencialmente, a amostra deve ser colhida em frasco estéril, com tampa de rosca e de boca larga, sempre que possível antes do início da antibioticoterapia. O paciente deve reter a urina por pelo menos 2 a 3 horas antes de realizar a coleta e não deve ingerir líquido em excesso, a fim de não diluir a urina, o que pode interferir no resultado. Em condições normais, a urina é estéril, sendo contaminada ao chegar à uretra distal.

Os procedimentos de coleta da urina para o exame microbiológico incluem as amostras de jato médio, por sonda de alívio ou de demora, com saco coletor, por punção suprapúbica e de primeiro jato, na dependência das condições clínicas do paciente e da finalidade específica do exame.

Amostra de urina de jato médio – é a amostra mais comumente submetida para cultura. O paciente deve desprezar o primeiro jato de urina e colher o jato médio em frasco apropriado, desprezando o restante da micção no vaso sanitário. A coleta de jato médio é indicada para adultos e crianças que possuem controle esfincteriano. O ideal é que seja coletada a primeira urina da manhã, mas, caso não for possível, deve-se aguardar, pelo menos, 2 horas após a última micção. A urina coletada dessa forma não é adequada para o isolamento de microrganismos anaeróbios.

Urina coletada por sonda de alívio – é um procedimento realizado com técnica asséptica para evitar o risco de introdução de microrganismos na bexiga.

Urina coletada de sonda de demora – para a coleta de urina de paciente em uso de sonda de demora, deve ser feita assepsia da superfície da sonda com solução de iodo a 10%, logo acima da conexão, e coletar a amostra da urina por punção proximal.

Amostra de urina de qualquer jato – é a amostra obtida de crianças e idosos que não têm controle miccional. A coleta é feita pela colocação de um saco coletor, estéril, aplicado após assepsia genital com água e sabão neutro. O saco deve ser trocado a cada 30 minutos.

Urina coletada por punção suprapúbica – essa metodologia atualmente é pouco utilizada e indicada, principalmente em crianças com idade inferior a 2 anos. A amostra é colhida com agulha e seringa, diretamente por punção da bexiga; com isso, evitamos os problemas de contaminação, quando a amostra é colhida pelos métodos tradicionais. Este tipo de coleta é recomendado para a detecção de infecções por anaeróbios e nos casos de exames anteriores de cultura de urina com interpretações duvidosas.

Amostra de urina de primeiro jato – esse tipo de amostra pode ser utilizado como substituto da secreção uretral para pesquisa de agentes infecciosos da uretra quando essa é escassa ou não pode ser obtida para cultura.

Bibliografia Consultada

MACHADO AMO; FERREIRA CES. Infecções do trato urinário. In: Guias de Medicina Ambulatorial e Hospitalar. UNIFESP/Escola Paulista de Medicina – Medicina Laboratorial. 2ª ed. São Paulo: Manole; 2008. Cap. 16, p. 129-32.

MURRAY PR (ed). Manual of Clinical Microbiology. 8th ed. Washington: ASM Press; 2003.

42 Qual é a amostra de escolha para exame de urina de rotina?

Gustavo Aguiar Campana

A amostra de escolha para o exame de urina de rotina é a primeira urina da manhã, pela maior concentração, e por ter um tempo da última micção que permite crescimento bacteriano, caso haja infecção. O paciente deve, preferencialmente, estar cerca de 8 horas em repouso e com, no mínimo, 4 horas de retenção urinária.

A coleta em qualquer período do dia, amostra randomizada, não é recomendada, pois pode ocorrer diluição da urina por elevada ingestão líquida, dificultando a detecção de elementos em níveis alterados. Adicionalmente, a composição da urina apresenta modificações em decorrência da atividade física, da dieta e do eventual uso de medicamentos. As amostras randomizadas estão relacionadas a um grande número de resultados falso-negativos e alguns falso-positivos.

A amostra isolada pode, ainda, ser coletada no primeiro jato, importante para a elucidação das infecções da uretra, no segundo jato, ou jato médio, para a obtenção de uma amostra de urina sem interferência de material uretral, como nos casos de diagnóstico de doenças renais e da bexiga ou, ainda, do terceiro jato, para avaliação de doenças do assoalho da bexiga, tumores e inflamações.

Bibliografia Consultada

European Urinalysis Guideline. Scand J Clin Lab Invest 2000;60:1.

Urinalysis Guideline – acessado em www.specimencare.com

43 Qual é o racional da solicitação de exame em urina de 24 horas?

Paula Virginia Bottini
Adagmar Andriolo

A solicitação para a realização de exame em amostra de urina de 24 horas atende à necessidade de serem realizadas dosagens de substâncias que apresentam variações circadianas na taxa de excreção. Nesses casos, dosagens em amostras isoladas não fornecem informações adequadas. Uma segunda situação é quando interessa saber a quantidade total de excreção da substância.

As variações na taxa de excreção de uma determinada substância podem ser devidas às atividades diárias, como exercício físico, alimentação e metabolismo corporal. É amplamente utilizada na dosagem de substâncias que apresentam variações diurnas, como catecolaminas, 17-hidroxiesteroides e eletrólitos, que apresentam uma concentração mais baixa no início da manhã e maior à tarde. Se a concentração de determinada substância for constante, é possível coletar amostras de urina em período de tempo menor, tomando-se o cuidado de manter o paciente adequadamente hidratado durante o período de coleta.

Bibliografia Consultada

ANDRIOLO A; BISMARCK ZF. Rins e vias urinárias. In: Andriolo A (org). Guias de Medicina Ambulatorial e Hospitalar. UNIFESP/Escola Paulista de Medicina – Medicina Laboratorial. 2ª. ed. São Paulo: Manole; 2008. Cap. 27; p. 243-66.

Exame de Urina de Rotina. Coleta de Urina de 24 horas. In: Gestão da Fase Pré-Analítica. Recomendações da SBPC/ML; 2010.

44 Quais são os cuidados que devem ser tomados em relação à velocidade e ao tempo de centrifugação da urina para que os elementos figurados se mantenham íntegros?

Armando Morales Jr.

Os principais cuidados que devem ser tomados estão relacionados à velocidade e ao tempo de centrifugação. A centrifugação durante 5 minutos, com força centrífuga relativa (FCR) de 400G, produzirá quantidade de sedimento satisfatória, com possibilidades mínimas de danificar os elementos figurados. De acordo com a ABNT NBR 15.268:2005 Norma Brasileira para padronização do exame de urina, o tempo de centrifugação deve ser de 5 minutos, a uma velocidade entre 1.500 e 2.000rpm.

Bibliografia Consultada

ABNT NBR 15.268:2005. Laboratório clínico – requisitos e recomendações para exame de urina. Acesso pelo site: www.abnt.org.br.

STRASINGER SK; Di LORENZO MS. O exame microscópico da urina. In: Strasinger SK; Di Lorenzo MS (eds). Urinálise e Fluidos Corporais. 5ª ed. São Paulo: Livraria Médica Paulista Editora; 2009 p. 89-138.

45 Quais são os cuidados operacionais que devem ser tomados em relação à centrifugação de amostras de urina?

Armando Morales Jr.

Ao ser realizada a centrifugação, devemos nos preocupar em manter a centrífuga em uma mesa fixa e muito bem nivelada. Equilibrar sempre o rotor da centrífuga, colocando na posição oposta a cada tubo de amostra um tubo idêntico ao utilizado, e com o mesmo volume de líquido. Exceto em condições de risco de acidente, a centrifugação não deve ser interrompida utilizando-se sistema de frenagem.

Tanto o sistema conta giro (também conhecido por tacômetro) que mede a velocidade de rotação, quanto o cronômetro da centrífuga devem ser verificados e documentados em intervalos específicos, em geral uma vez por mês ou a cada quatro meses.

Bibliografia Consultada

ESTRIDGE BH; REYNOLDS AP. Equipamentos gerais do laboratório. In: Estridge BH; Reynolds AP (eds). Técnicas Básicas de Laboratório Clínico. 5ª ed. Porto Alegre: Artmed; 2011. p. 111-19.

STRASINGER SK; Di LORENZO MS. O exame microscópico da urina. In: Strasinger SK; Di Lorenzo MS (eds). Urinálise e Fluidos Corporais. 5ª ed. São Paulo: Livraria Médica Paulista Editora; 2009. p. 89-138.

46 Como é calculada a força centrífuga relativa e em que unidade ela é expressa?

Armando Morales Jr.

A força centrífuga relativa é calculada pela equação: $FCR = 1{,}18 \times 10^{-5} \times r \times N^2$, onde: FCR (força centrífuga relativa) = G, $1{,}18 \times 10^{-5}$ = constante, r = raio de rotação (cm) e N = velocidade de rotação por minuto (rpm).

A unidade de medida da força centrífuga relativa é o "G", sendo 1G equivalente à aceleração da gravidade na superfície da terra. Por exemplo, FCR de 500G indica que a força centrífuga aplicada é 500 vezes maior que a força gravitacional da Terra.

Para calcular a FCR, temos que conhecer o raio de rotação da centrífuga, que depende do tipo de rotor utilizado. Nem todos os fabricantes de centrífuga informam essa medida no manual do aparelho. Neste caso, o raio deve ser medido desde o centro do rotor (eixo) até a parte mais externa dos tubos (base) quando em rotação, para que se obtenha o raio máximo de rotação.

Quando uma suspensão é girada a certa velocidade, a força centrífuga faz com que as partículas se afastem radialmente do eixo de rotação, em direção ao fundo do tubo. A força nas partículas (comparada à gravidade) é chamada de força centrífuga relativa (FCR). Quando a partícula é forçada a descrever uma trajetória circular (tomando, portanto, uma determinada velocidade angular), uma força é exercida na partícula de modo a tentar continuar na trajetória retilínea. Essa é a força centrífuga relativa, cuja intensidade aumenta com o quadrado da velocidade angular, sendo diretamente proporcional ao raio da circunferência descrita e à massa da partícula. Isto significa que, quanto maior for o número de rotações por segundo, maior será a força centrífuga aplicada na partícula. Do mesmo modo, quanto maior for o raio da circunferência descrita pela partícula, maior será a força centrífuga.

Oficialmente, a FCR é medida em unidade "G" ou gravidade, mas na prática, muitas vezes, a centrifugação é referida em rotações por minuto (rpm).

Bibliografia Consultada

BERMES JR EW; YOUNG DS. Introduction to principles of laboratory analyses and safety. In: Burtis CA; Ashwood ER; Bruns DE (eds). Tietz Textbook of Clinical Chemistry and Molecular Diagnostics. 4th ed. St. Louis: Elsevier Saunders; 2006. Cap 1, p. 3-39.

MILLER H; LIFSHITZ MS. Pre-analysis. In: McPherson RA; Pincus MR (eds). Henry's Clinical Diagnosis and Management by Laboratory Methods. 21st ed. Philadelphia: Saunders Elsevier; 2007. Cap 3, p. 20-30.

47 Quais são as duas causas pré-analíticas que podem ser responsabilizadas por resultado falso-negativo na pesquisa de glicose na urina? Como poderia ser coletada uma amostra que reflita, com maior precisão, o metabolismo de glicose?

Cristina Khawali

O tempo compreendido entre a coleta e a análise da amostra de urina é o maior obstáculo para a exatidão nos resultados. Idealmente, a urina deve ser examinada em até 2 horas após a coleta, se mantida em temperatura ambiente. Se isso não for possível, o material deve ser refrigerado imediatamente após a coleta. A razão para este cuidado é que a presença de células e, possivelmente, bactérias na urina pode iniciar o processo de glicólise, com alteração da concentração de glicose, determinando resultados falso-negativos. Outra causa pré-analítica relevante é a presença de algumas drogas como o ácido ascórbico, ácido acetilsalicílico e levodopa que são substâncias que interferem na reação enzimática ou nos agentes redutores que impedem a oxidação do cromógeno e produzirão resultados falso-negativos.

A refrigeração preserva a maioria dos elementos pesquisados e, caso a amostra contenha bactérias, esse procedimento reduzirá o crescimento bacteriano, minimizando a obtenção de resultados incorretos.

Uma observação importante diz respeito à temperatura da urina quando forem feitas as pesquisas bioquímicas pelas tiras reagentes. O desenvolvimento adequado das reações e a fidelidade dos resultados dependem de a amostra estar à temperatura ambiente quando for realizado o exame.

Bibliografia Consultada

McPHERSON RA; BEN-EZRA J; ZHAO S. Basic examination of urine. In: McPherson RA; Pincus MR (eds). Henry's Clinical Diagnosis and Management by Laboratory Methods. 21st ed. Philadelphia: Saunders Elsevier, 2007. Cap. 27, p. 394-425.

SACKS DB. Carbohydrates. In: Burtis CA; Ashwood, ER; Bruns DE (eds). Tietz Textbook of Clinical Chemistry and Molecular Diagnostics. 4th ed. St. Louis: Elsevier Saunders; 2006. Cap. 45, p. 837-901.

48 Quais os cuidados pré-analíticos que devem ser observados para a interpretação correta do resultado da dosagem de microalbuminúria?

Cristina Khawali

Não existe consenso quanto ao tipo de amostra de urina que deve ser utilizada para a determinação da excreção urinária de albumina (EUA). O método considerado "padrão-ouro" utiliza-se da urina de 24 horas ou de 12 horas noturnas, cujo resultado é expresso em $\mu g/min$. Porém envolve coletas trabalhosas de urina e sujeitas a erros, o que representa um fator limitante na obtenção desse exame. Cerca de 30% dessas coletas precisam ser repetidas, devido a erros na amostra. Mesmo nestas amostras com tempo marcado, há grande variabilidade intraindividual, que pode atingir níveis tão elevados quanto 50%. Esta variabilidade pode ser também influenciada pelo exercício físico, conteúdo de proteína na dieta, grau de hidratação, processos inflamatórios ou infecciosos de vias urinárias e controle metabólico nos pacientes diabéticos.

Uma forma de minimizar estas influências é dosar a albuminúria na primeira urina da manhã e correlacioná-la com a excreção urinária de creatinina. A razão albumina/creatinina apresenta ótima correlação com a excreção urinária de albumina na amostra de 12 horas noturnas.

Outros fatores que podem interferir na albuminúria, causando resultados falso-positivos são a presença de infecção urinária, febre, hipertensão arterial e insuficiência cardíaca descompensada. Portanto, devemos descartar essas condições antes de dosar a albuminúria. A confirmação da microalbuminúria deve ser feita com dosagens em mais de uma amostra de 12 horas noturnas ou de 24 horas e o diagnóstico de nefropatia diabética incipiente pode ser firmado se duas de três amostras, colhidas em um intervalo máximo de seis meses, forem positivas para microalbuminúria.

A albumina é estável em amostras de urina armazenadas entre 4 e 20ºC por uma semana.

Bibliografia Consultada

FELDT-RASMUSSEN B; BORCH-JOHNSEN K; DECKERT T et al. Microalbuminuria: an important diagnostic tool. J Diab Comp 1994;8:137-45.

HUTCHINSON AS; O`REILLY DSTJ; Mac CUISH A. Albumin excretion rate, albumin concentration and albumin/creatinine ratio compared for screening diabetics for slight albuminuria. Clin Chem 1998;34:2019-21.

KERR DNS. Normal values in renal medicine. Medicine 1982;23:1047-53.

KHAWALI C; ANDRIOLO A; FERREIRA SR. Comparison of methods for urinary albumin determination in patients with type 1 diabetes. Braz J Med Biol Res 2002;35:337-43.

49 Quais produtos químicos podem ser utilizados para preservar uma amostra para exame de urina de rotina e de cultura sem comprometer os resultados?

Gustavo Aguiar Campana

O tempo máximo ideal entre a coleta de urina e a realização do exame é de 2 horas, com temperatura ambiente mantida entre 15 e 25°C. A refrigeração da urina entre 2 e 8°C permite a extensão deste tempo. É importante ressaltar a importância de retornar a temperatura ambiente da amostra previamente à realização dos testes, permitindo a realização de testes enzimáticos e prevenindo falsas reações por formação de cristais. Para os exames de rotina, existe uma variedade de conservantes que podem ser adicionados, aumentando o tempo de transporte para amostras mantidas em temperatura ambiente entre 24 e 72 horas, como:

- HCl (ácido clorídrico): evita a precipitação de sais de cálcio, fosfato e o crescimento bacteriano.
- $NaHCO_3$ (bicarbonato de sódio): evita a precipitação de sais ácidos.
- $C_2H_4O_2$ (ácido acético): evita a precipitação de sais de cálcio, fosfato e mantém o pH ácido.
- HNO_3 (ácido nítrico): é um ácido forte que impede o crescimento bacteriano.
- H_3BO_3 (ácido bórico): é um ácido fraco que estabiliza diversas substâncias e inibe o crescimento bacteriano, sendo este o único utilizado como conservante para o exame de cultura de urina.
- Vaselina líquida: evita a interferência do ar ambiente e a volatização de substâncias presentes na urina.

É importante referir que o congelamento da amostra de urina provoca a destruição dos elementos celulares, formação irreversível de cristais e precipitação proteica e estes efeitos podem gerar resultados falso-negativos e falso-positivos, inviabilizando a realização do exame.

Bibliografia Consultada

Gestão da Fase Pré-Analítica. Recomendações da Sociedade Brasileira de Patologia Clínica/Medicina Laboratorial. 2010.

STANKOVIC AK; DELAURO E. Quality improviments in the preanalytical phase: focus on urine specimen workflow MLO. Med Lab Obs 2010;42:24-7.

Urinalysis Guideline – acessado em www.specimencare.com

50 Quais são as alterações mais frequentemente observadas em amostras de urina mantidas à temperatura ambiente por longos períodos de tempo, em relação ao pH, elementos celulares, bactérias, nitrito, cilindros e cristais?

Célia Regina Garlipp
Gustavo Aguiar Campana

As condições inadequadas de conservação da urina levam a alterações de seus constituintes prejudicando o resultado final da análise. Amostras que, após a coleta, permaneceram 8 horas nas condições acima descritas podem apresentar as seguintes alterações: o pH tende a aumentar como consequência do desdobramento da ureia em amônia por bactérias produtoras de urease e, também, pela perda de dióxido de carbono (CO_2); as bactérias proliferam, elevando, portanto, seu número; a concentração do nitrito tende a aumentar em função da proliferação bacteriana, se presentes bactérias que reduzem o nitrato; ocorre aceleração do processo de degeneração celular, dificultando sua identificação e contagem ao exame microscópico; as hemácias, em especial, podem apresentar lise, liberando hemoglobina e transformando-se nas denominadas células-fantasma; os leucócitos também são lisados rapidamente em urina alcalina, com redução de cerca de 50% do número original, quando expostos à temperatura ambiente por mais de 2 horas; ocorre desintegração dos cilindros, particularmente na urina alcalina diluída.

Bibliografia Consultada

HENRY JB; LAUZON RB; SCHUMANN GB. Exame básico de urina. In: Henry JB (ed). Diagnósticos Clínicos e Tratamento por Métodos Laboratoriais. 19ª ed. São Paulo: Manole; 1999. Cap. 18, p. 411-55.

SIMERVILLE JA; MAXTED WC; PAHIRA JJ. Urinalysis: a comprehensive review. Am Fam Physician 2005;71:1153-62.

STRASINGER SK; DI LORENZO MS. Chemical examination of urine. In: Strasinger SK; Di Lorenzo MS (eds). Urinalysis and Body Fluids. 5th ed. Philadelphia: F.A. Davies Company; 2008. Cap. 3, p. 32-3.

51 Quais são as alterações mais frequentemente observadas em amostras de urina mantidas à temperatura ambiente por longos períodos de tempo, em relação a cor, aspecto, glicose, corpos cetônicos, bilirrubinas e urobilinogênio?

Carlos Eduardo dos Santos Ferreira
Lais Pinto de Almeida

As condições inadequadas de conservação da urina levam a alterações de seus constituintes prejudicando o resultado final da análise. Amostras que, após a coleta, permaneceram 8 horas nas condições acima descritas podem apresentar as seguintes alterações: na cor, devido à oxidação ou à redução de metabólitos; o aspecto torna-se turvo em decorrência do crescimento bacteriano e por formações amorfas; a concentração de glicose diminui em função da glicólise e pelo consumo pelas bactérias e elementos celulares eventualmente presentes; a concentração de corpos cetônicos diminui por volatilização da acetona e pelo metabolismo bacteriano; diminuição da bilirrubina por sua degradação pela exposição à luz; diminuição do urobilinogênio por sua oxidação e conversão à urobilina.

Bibliografia Consultada

HENRY JB; LAUZON RB; SCHUMANN GB. Exame básico de urina. In: Henry JB (ed). Diagnósticos Clínicos e Tratamento por Métodos Laboratoriais. 19ª ed. São Paulo: Manole; 1999. Cap. 18, p. 411-55.

SIMERVILLE JA; MAXTED WC; PAHIRA JJ. Urinalysis: a comprehensive review. Am Fam Physician 2005;71:1153-62.

STRASINGER SK; Di LORENZO MS. Introdução ao exame de urina. In: Strasinger SK; Di Lorenzo MS (eds). Urinálise e Fluidos Corporais. 5ª ed. São Paulo: Livraria Médica Paulista Editora; 2009. p. 31-42.

52 Quais os cuidados que devem ser tomados para preservar uma amostra para exame de urina de rotina que não pode ser realizado em 2 horas após a coleta?

Carlos Eduardo dos Santos Ferreira
Lais Pinto de Almeida

O uso de conservantes para preservar a amostra de urina para exame de rotina deve ser avaliado com cautela, pesando-se vantagens e desvantagens.

Atrasos no envio das amostras superiores a 2 horas devem levar a sua refrigeração a 2 a 8°C. A refrigeração não interfere nos testes bioquímicos, impede a proliferação bacteriana e preserva a contagem de células brancas por até 24 horas. No entanto, aumenta a densidade medida por urodensímetro e precipita uratos e fosfatos amorfos. Uma observação importante diz respeito à temperatura da urina quando forem feitas as pesquisas bioquímicas pelas tiras reagentes. O desenvolvimento adequado das reações e a fidelidade dos resultados dependem de a amostra retornar à temperatura ambiente antes da realização do exame.

Bibliografia Consultada

McPHERSON RA; BEN-EZRA J; ZHAO S. Basic examination of urine. In: McPherson RA; Pincus MR (eds). Henry's Clinical Diagnosis and Management by Laboratory Methods. 21st ed. Philadelphia: Saunders Elsevier; 2007. Cap 27, p. 394-425.

53 Quais cuidados devem ser tomados caso não seja possível realizar o exame de urina em 2 horas após a coleta e também não for possível refrigerar a amostra?

Carlos Eduardo dos Santos Ferreira
Lais Pinto de Almeida

Nessa situação, a adição de conservantes químicos deve ser considerada, lembrando que este procedimento tem algumas limitações, como:

– O timol conserva bem a glicose e os elementos celulares. As desvantagens são interferir na detecção de proteínas por precipitação ácida e na dosagem de glicose, se o método utilizado for o da orto-toluidina.
– O ácido borônico conserva bem as proteínas e os elementos figurados. Pode provocar, no entanto, precipitação de cristais, alteração do pH e ainda interferir na dosagem de alguns medicamentos e hormônios urinários. Por sua ação bacteriostática, pode ser utilizado para transporte de amostras para cultura.
– O formaldeído conserva bem os elementos figurados, porém pode interferir na dosagem de glicose por método baseado na redução do cobre.
– O clorofórmio é desaconselhável por causar alterações celulares.
– O tolueno não interfere nos testes bioquímicos, porém pode aderir aos materiais de análise.
– O fluoreto evita a glicólise e é um bom conservante para a análise de medicamentos. A grande desvantagem é inibir testes da tira reagente para a detecção de glicose, hemoglobina e esterase.

Bibliografia Consultada

GILLESPIE T; FEWSTER J; MASTERTON RG. The effect of specimen processing delay on borate urine preservation. J Clin Pathol 1999;52:95-8.

McPHERSON RA; BEN-EZRA J; ZHAO S. Basic examination of urine. In: McPherson RA; Pincus MR (eds). Henry's Clinical Diagnosis and Management by Laboratory Methods. 21st ed. Philadelphia: Saunders Elsevier; 2007. Cap. 27, p. 394-425.

SILVA CHPM; LINS AP; SOUZA DRM et al. Desenvolvimento e utilização de conservante químico em amostras de urina para análises microbiológicas (urocultura) e rotina (EAS). RBAC 2005;37(3):137-47.

54

Uma senhora observou que a urina emitida após o almoço estava vermelha e a levou ao laboratório. Os resultados estavam todos dentro dos intervalos de referência, apenas a cor era referida como vermelha. Ao questionar o médico, este a tranquilizou, dizendo que era por ela ter ingerido beterraba. Ela estranhou, pois seu esposo tinha ingerido até mais beterraba do que ela e a urina dele continuava amarela.

A conduta médica está correta?

Adagmar Andriolo

Sim, a paciente não precisa se preocupar, pois esta característica é geneticamente determinada e apenas algumas pessoas são suscetíveis à eliminação de urina vermelha após ingerir beterraba, especialmente se a urina estiver alcalina.

Bibliografia Consultada

REIMANN HA. Re: red urine. JAMA 1979;241:2380.

55
Uma paciente encaminha uma amostra de urina de 24 horas ao laboratório para a dosagem de creatinina, com volume total de 500mL. A recepção consultou a área técnica se a amostra poderia ser aceita ou não devido ao baixo volume.

Qual seria sua resposta? Qual será a interpretação do resultado se a concentração de creatinina for anormalmente baixa?

Adagmar Andriolo

Esta amostra não deve ser rejeitada, mas aceita pelo laboratório e analisada. O volume referido deve ser incluído no laudo. Pessoas com diminuição da taxa de filtração glomerular podem apresentar oligúria. Se a concentração de creatinina urinária for muito baixa, pode ter havido erro na coleta do volume total de urina produzido nas 24 horas. O resultado do exame não estará relacionado com a função renal.

Bibliografia Consultada

HENRY JB; LAUZON RB; SCHUMANN GB. Exame básico de urina. In: Henry JB (ed). Diagnósticos Clínicos e Tratamento por Métodos Laboratoriais. 19ª ed. São Paulo: Manole; 1999. Cap. 18, p. 411-55.

SIMERVILLE JA; MAXTED WC; PAHIRA JJ. Urinalysis: a comprehensive review. Am Fam Physician 2005;71:1153-62.

56 Quais são os procedimentos que devem ser tomados para minimizar a imprecisão da determinação da depuração renal de creatinina?

Flavio Ferraz de Paes e Alcântara

A depuração renal de creatinina deve ser avaliada com dosagens pareadas de creatinina em amostras de sangue, sendo que, em geral, a urina precisa ser obtida por coleta em um período de tempo longo, de 12 ou 24 horas. Esta coleta de urina é um processo trabalhoso e sujeito a desvios. Existem estudos mostrando variações tão extensas quanto 25% nos valores diários obtidos por este método.

Entre outras limitações, está o fato de que, dependendo do grau de lesão renal, uma quantidade variável de creatinina é secretada pelas células dos túbulos renais e, portanto, a depuração tende a sobrestimar a taxa de filtração glomerular real.

Além da medida correta do tempo de coleta, a necessidade de esvaziar totalmente a bexiga no início e no final do período de coleta da urina é um dos pontos críticos, pois a permanência de resíduo urinário em qualquer um destes momentos incluirá inexatidão no cálculo da depuração.

Bibliografia Consultada

LAMB E; NEWMAN DJ; PRICE CP. Kidney function tests. In: Burtis CA; Ashwood ER; Bruns DE (eds). Tietz Textbook of Clinical Chemistry and Molecular Diagnostics. 4th ed. St. Louis: Elsevier Saunders; Cap. 24, p. 797-835.

57 Como garantir que o paciente se mantenha adequadamente hidratado durante todo o período de coleta das amostras de urina?

Adagmar Andriolo

Para que o resultado do exame depuração de creatinina possa fornecer resultado útil para a avaliação da taxa de filtração glomerular, é fundamental que o paciente se mantenha adequadamente hidratado durante todo o período de coleta de urina.

Ao iniciar a prova, a enfermagem deve fornecer um volume de água equivalente a 20mL por quilo de peso corporal. Na sequência, a cada coleta de urina, o paciente deve receber um volume de líquido para reposição igual ao volume de urina produzido no período.

Bibliografia Consultada

LAMB E; NEWMAN DJ; PRICE CP. Kidney function tests. In: Burtis CA; Ashwood ER; Bruns DE (eds). Tietz Textbook of Clinical Chemistry and Molecular Diagnostics. 4th ed. St. Louis: Elsevier Saunders; 2006. Cap. 24, p. 797-835.

58 Qual é o princípio da reação responsável pela determinação do pH nas tiras reagentes mais comumente utilizadas em nosso meio e quais são os potenciais interferentes?

Célia Regina Garlipp

O teste baseia-se no uso de um sistema de duplo indicador, com vermelho de metila e azul de bromotimol. O vermelho de metila atua como indicador na faixa de 4,4 a 6,0, produzindo uma mudança do vermelho para o amarelo, enquanto o azul de bromotimol passa de amarelo para azul e a faixa de ação situa-se entre 5,8 e 7,4. Alguns fabricantes incluem um terceiro indicador, a fenolftaleína, que é incolor até o pH 8,2 e adquire cor vermelha em meio alcalino até o pH 10,0, acima do qual se torna novamente incolor.

Não há substâncias conhecidas que interfiram com a medida do pH urinário, bem como os resultados não são afetados pela concentração de proteínas ou glicose. Entretanto, resultados espúrios podem ocorrer em função de mudanças no pH da urina causadas por procedimentos pré-analíticos inadequados, como o armazenamento prolongado, possibilitando a proliferação bacteriana, o que eleva o pH e, por contaminação do frasco de coleta, causa elevação ou redução do pH, na dependência do agente contaminante.

Do ponto de vista analítico, o uso inadequado da tira reagente, como, por exemplo, a aplicação de um excesso de urina na área reativa, pode levar à contaminação pelo tampão ácido do teste da proteína, fazendo com que o resultado de pH pareça artificialmente baixo.

Bibliografia Consultada

BRUNZEL NA. Chemical examination of urine. In: Strasinger SK; Di Loenzo MS (eds). Urinalysis and Body Fluids. Philadelphia: F.A. Davies Company; 2008. 5th ed. Cap. 7, p. 121-75.

COLOMBELI ASS; FALKENBERG M. Comparação de bulas de duas marcas de tiras reagentes utilizadas no exame químico de urina. J Bras Patol Med Lab 2006;42:85-93.

59 Qual é o princípio da reação responsável pela pesquisa de densidade nas tiras reagentes mais comumente utilizadas em nosso meio e quais são os potenciais interferentes?

Paula Virginia Bottini
Adagmar Andriolo

Nas tiras reagentes, a densidade é representada pela medida da concentração iônica da urina. O teste baseia-se na mudança aparente do pKa de certos polieletrólitos em relação à concentração iônica da amostra. A variação de cor do indicador, em geral, azul de bromotimol é proporcional à quantidade de íons hidrogênio liberados.

Proteinúria e cetonúria significativas podem ocasionar resultados elevados. Os resultados não são afetados por componentes não iônicos da urina, como a glicose, por exemplo. Para esta área reagente, é importante que a leitura da intensidade de cor desenvolvida seja exatamente 45 segundos após a aplicação da urina.

Bibliografia Consultada

European Urinalysis Guidelines. European Confederation os Laboratory Medicine – European Urinalysis Group. Scand J Clin Invest 2000;60:1-96.

HENRY JB; LAUZON RB; SCHUMANN GB. Exame básico de urina. In: Henry JB (ed). Diagnósticos Clínicos e Tratamento por Métodos Laboratoriais. 19ª ed. São Paulo: Manole; 1999. Cap. 18, p. 411-55.

60 Qual é o princípio da reação responsável pela pesquisa de proteínas nas tiras reagentes mais comumente utilizadas em nosso meio e quais são os potenciais interferentes?

Paula Virginia Bottini

A pesquisa de proteínas na urina, por tiras reagentes, baseia-se no princípio do "erro proteico" de um indicador de pH, onde certos indicadores mudam de cor devido à presença ou ausência de proteínas, embora o pH do meio permaneça constante. Este teste é mais sensível para a albumina.

Resultados falso-positivos podem ser observados em amostras altamente alcalinas, com pH acima de 9,0, e com presença de resíduos de desinfetantes com amônio quaternário ou cloro-hexidina no recipiente de coleta da urina. A reação pode ser mascarada por urinas fortemente coradas. Devido à maior sensibilidade para a albumina, reações falso-negativas são observadas com a excreção de outras proteínas que não a albumina.

Bibliografia Consultada

European Urinalysis Guidelines. European Confederation of Laboratory Medicine – European Urinalysis Group. Scand J Clin Invest 2000;60:1-96.

HENRY JB; LAUZON RB; SCHUMANN GB. Exame básico de urina. In: Henry JB (ed). Diagnósticos Clínicos e Tratamento por Métodos Laboratoriais. 19ª ed. São Paulo: Manole; 1999. Cap. 18, p. 411-55.

61 Qual é o princípio da reação responsável pela pesquisa de glicose nas tiras reagentes mais comumente utilizadas em nosso meio e quais são os potenciais interferentes?

Paula Virginia Bottini

A detecção de glicose é feita por meio de uma mistura de glicose oxidase, peroxidase, cromogênio e tampão para produzir uma reação enzimática sequencial dupla. Inicialmente, a glicose reage com a glicose oxidase produzindo ácido glicônico e peróxido de hidrogênio. Esse, por sua vez, na presença da peroxidase, reage com o cromogênio para formar um complexo oxidado colorido que revela a presença de glicose.

Esta área é específica para a glicose, não reagindo com outros açúcares, tais como frutose, lactose ou galactose. Altos níveis de ácido ascórbico podem inibir a reação, causando resultados falsamente diminuídos ou mesmo negativos, especialmente nas amostras com baixas concentrações de glicose. Dependendo da tira reagente utilizada, níveis de cetona iguais ou superiores 100mg/dL podem causar resultados falso-negativos para as amostras que contenham concentração de glicose entre 50 e 100mg/dL.

Bibliografia Consultada

European Urinalysis Guidelines. European Confederation of Laboratory Medicine – European Urinalysis Group. Scand J Clin Invest 2000;60:1-96.

HENRY JB; LAUZON RB; SCHUMANN GB. Exame básico de urina. In: Henry JB (ed). Diagnósticos Clínicos e Tratamento por Métodos Laboratoriais. 19ª ed. São Paulo: Manole; 1999. Cap. 18, p. 411-55.

62 Qual é o princípio da reação responsável pela pesquisa de corpos cetônicos nas tiras reagentes mais comumente utilizadas em nosso meio e quais são os potenciais interferentes?

Paula Virginia Bottini

Para a detecção de cetona, ou ácido acetoacético, as tiras geralmente utilizam, como reagente, o nitroprussiato de sódio, que reage com o ácido acetoacético em meio alcalino, formando um complexo que varia de tons rosa claro para resultados negativos até rosa escuro, púrpura ou violeta para resultados positivos.

A escala de cores, geralmente, é calibrada para o ácido acetoacético, não detectando outros corpos cetônicos como a acetona ou o ácido beta-hidroxibutírico. Amostras de urina altamente pigmentadas ou com altas concentrações de metabólitos de levodopa podem gerar resultados fracamente positivos. Da mesma forma, outras substâncias contendo grupos de sulfidrila, eventualmente presentes na urina, podem apresentar resultados falso-positivos.

Bibliografia Consultada

European Urinalysis Guidelines. European Confederation of Laboratory Medicine – European Urinalysis Group. Scand J Clin Invest 2000;60:1-96.

HENRY JB; LAUZON RB; SCHUMANN GB. Exame básico de urina. In: Henry JB (ed). Diagnósticos Clínicos e Tratamento por Métodos Laboratoriais. 19ª ed. São Paulo: Manole; 1999. Cap. 18, p. 411-55.

63 Qual é o princípio da reação responsável pela pesquisa de hemoglobina nas tiras reagentes mais comumente utilizadas em nosso meio e quais são os potenciais interferentes?

Célia Regina Garlipp

O teste baseia-se na atividade da pseudoperoxidase da porção heme da hemoglobina, a qual catalisa uma reação entre um peróxido (peróxido de hidrogênio ou de di-isopropilbenzeno) e um indicador cromogênico (tetrametilbenzidina), produzindo um cromógeno oxidado, de coloração azul. O teste é ligeiramente mais sensível à hemoglobina e à mioglobina do que aos eritrócitos intactos.

Resultados falso-negativos podem ser observados na presença de densidade urinária aumentada, concentração de proteínas elevada, nitrito acima de 10mg/dL, ácido ascórbico acima de 25mg/dL, ácido úrico, glutationa, ácido gentísico e captopril. Nas amostras de urina com pH elevado, a sensibilidade do teste é reduzida.

Reações falso-positivas podem ocorrer devido à presença de mioglobina, peroxidase microbiana, contaminação por hipoclorito, formol ou peróxidos.

Bibliografia Consultada

STRASINGER SK; DI LORENZO MS. Chemical examination of urine. In: Strasinger SK; Di Loenzo MS (eds). Urinalysis and Body Fluids. Philadelphia: F.A. Davies Company; 2008. 5th ed. Cap. 5, p. 66-7.

64 Qual é o princípio da reação responsável pela pesquisa de bilirrubinas nas tiras reagentes mais comumente utilizadas em nosso meio e quais são os potenciais interferentes?

Paula Virginia Bottini

A detecção de bilirrubina baseia-se na reação de acoplamento, em meio ácido, com sal diazônio estabilizado e formação de cromógeno rosado a vermelho. A intensidade da cor é proporcional à concentração de bilirrubina na amostra. Vale lembrar que apenas a bilirrubina direta, conjugada, que é hidrossolúvel, está presente na urina. Cores atípicas na área reagente podem ser observadas em amostras afetadas por substâncias que causam alterações na cor normal da urina como metabólitos de drogas que contêm tinturas de azo, nitrofurantoína, riboflavina e anilinas. Elevadas concentrações de urobilinogênio, de fenotiazina e de clorpromazina também podem causar resultados falso-positivos. Resultados falso-negativos podem ser causados por exposição prolongada da amostra à luz, presença de grandes quantidades nitrito ou de ácido ascórbico.

Bibliografia Consultada

European Urinalysis Guidelines. European Confederation os Laboratory Medicine – European Urinalysis Group. Scand J Clin Invest 2000;60:1-96.

HENRY JB; LAUZON RB; SCHUMANN GB. Exame básico de urina. In: Henry JB (ed). Diagnósticos Clínicos e Tratamento por Métodos Laboratoriais. 19ª ed. São Paulo: Manole; 1999. Cap. 18, p. 411-55.

65 Qual é o princípio da reação responsável pela pesquisa de urobilinogênio nas tiras reagentes mais comumente utilizadas em nosso meio e quais são os potenciais interferentes?

Paula Virginia Bottini

O urobilinogênio é detectado na urina pela reação de acoplamento com sal diazônio, com formação de pigmento de cor rosa. Semelhante ao que ocorre na pesquisa de bilirrubina, resultados falso-negativos podem ser causados por exposição prolongada da amostra à luz, presença de nitrito, formalina ou de grandes quantidades de ácido ascórbico. Resultados falso-positivos podem ocorrer em urinas muito pigmentadas e na presença de metabólitos de alguns medicamentos como nitrofurantoína, riboflavina, fenazopiridina, ácido p-aminobenzoico, drogas que contêm tinturas de azo, entre outros.

Bibliografia Consultada

European Urinalysis Guidelines. European Confederation os Laboratory Medicine – European Urinalysis Group. Scand J Clin Invest 2000;60:1-96.

HENRY JB; LAUZON RB; SCHUMANN GB. Exame básico de urina. In: Henry JB (114d.) Diagnósticos Clínicos e Tratamento por Métodos Laboratoriais. 19ª ed. São Paulo: Manole; 1999. Cap. 18, p. 411-55.

66 Qual é o princípio da reação responsável pela pesquisa de esterase leucocitária nas tiras reagentes mais comumente utilizadas em nosso meio e quais são os potenciais interferentes?

Célia Regina Garlipp

A pesquisa de esterase leucocitária baseia-se no princípio de que as esterases presentes nos granulócitos hidrolisam um éster derivado do ácido aminado do pirazol, liberando derivados do hidroxipirazol, os quais reagem com um sal de diazônio produzindo cor violeta. Na presença de leucócitos não granulócitos, como os linfócitos, por exemplo, essa reação é negativa. O limite de detecção varia de 5.000 a 15.000 leucócitos por mL de urina.

A presença de cefalexina, cefalotina, tetraciclina ou de altas concentrações de ácido oxálico na urina podem levar a resultados falso-negativos, enquanto resultados artificialmente diminuídos podem ser observados na presença de densidade alta, concentrações de glicose acima de 2g/dL, de albumina acima de 0,5g/dL e ácido ascórbico acima de 25mg/dL.

Reações falso-positivas podem ser observadas na presença de agentes oxidantes, como hipoclorito de sódio, de formaldeído e de antibióticos à base de imipenem, meropenem ou ácido clavulânico. Urinas com cor intensa podem mascarar a coloração da reação.

Bibliografia Consultada

STRASINGER SK; Di LORENZO MS. Chemical examination of urine. In: Strasinger SK; Di Lorenzo MS (eds). Urinalysis and Body Fluids. Philadelphia: F.A. Davies Company; 2008. 5th ed. Cap. 5, p.72-3.

67 Qual é o princípio da reação responsável pela pesquisa de nitrito nas tiras reagentes mais comumente utilizadas em nosso meio e quais são os potenciais interferentes?

Célia Regina Garlipp

O teste do nitrito baseia-se na capacidade que algumas bactérias têm em reduzir o nitrato presente na urina a nitrito. Em meio ácido, o nitrito reage com uma amina aromática, o ácido *p*-arsanílico ou sulfanilamida, formando um composto diazônico que reage com 1N-(1-naptil)-etilenodiamina ou com 3-hidroxi-1,2,3,4-tetraidrobenzil-(H)-quinolina, produzindo uma coloração rosa. Bactérias que convertem nitrato em nitrito incluem, principalmente, as bactérias gram-negativas, como *Escherichia coli, Proteus, Klebsiella, Citrobacter* e *Samonella,* além de algumas cepas de *Pseudomonas.*

Antibioticoterapia, dieta com baixo conteúdo de nitrato, diurese elevada, retenção de urina na bexiga por tempo inferior a 2 horas, bacteriúria por bactérias que não contêm a nitrato redutase e concentrações elevadas de ácido ascórbico, acima de 25mg/dL, em urina com pH acima de 6,0 levam a resultados falso-negativos. Urinas alcalinas ou com densidade elevada reduzem a sensibilidade desse teste.

Resultados falso-positivos podem ser observados em urinas nas quais o nitrito foi formado por contaminação secundária ou em urinas contendo corantes como cloridato de fenazopiridina (Pyridium®) ou beterraba vermelha.

Bibliografia Consultada

BRUNZEL NA. Chemical examination of urine. In: Stransinger SK; Di Lorenzo MS (eds). Urine alysis and Body Fluids. Philadelphia: F.A Davis Company; 2008. 5th ed. Cap. 7, p. 121-75.

SATO AF; SVIDZINSKI AE; CONSOLARO MEL et al. Nitrito urinário e infecção do trato urinário por cocos gram-positivos. J Bras Patol 2005;41:397-404.

STRASINGER SK; Di LORENZO MS. Chemical examination of urine. In: Strasinger SK; Di Lorenzo MS (eds). Urinalysis and Body Fluids. Philadelphia: F.A. Davies Company; 2008. 5th ed. Cap. 5, p.72-3.

68

Uma paciente é atendida com queixas de dor nas costas, frequência urinária aumentada, volume reduzido e sensação de ardor ao urinar. Refere fazer uso habitual de altas doses de vitaminas. Os resultados do exame de urina de jato médio são: cor – amarelo-escura, aspecto – ligeiramente turvo; densidade – 1,012; pH – 7,0; pesquisas de proteínase de esterase leucocitária positivas. Ao exame microscópico, foram observados 10 hemácias, 50 leucócitos por campo, numerosas bactérias e raras células epiteliais.

O que explica as discrepâncias entre os resultados da tira reagente e da microscopia? Outros testes podem ser afetados pela presença de vitamina na amostra?

Alvaro Pulchinelli Jr.

O quadro clínico apresentado caracteriza-se por uma inflamação do trato urinário. As causas mais comuns incluem infecção de vias urinárias, nefrolitíase ou ainda uma sobreposição de ambas.

Ao analisar os resultados, notamos que há discordância entre a avaliação bioquímica e a microscopia. Enquanto a primeira não evidencia alterações, a microscopia mostra nítido quadro inflamatório, pela presença de leucocitúria.

Também é observada hematúria, com pesquisa de hemoglobina negativa e níveis baixos de esterase leucocitária pela tira reagente, enquanto a microscopia mostrou quantidade significativa de leucócitos.

Há um dado relevante na história clínica do paciente: alto consumo de vitaminas. A vitamina C, por suas propriedades redutoras, pode inibir a esterase leucocitária. O princípio da interferência é química, por inibição direta da reação. Outros analitos, como glicose, hemoglobina e bilirrubina, podem ser subestimados, mostrando resultados falso-negativos.

A quantidade diária habitual de vitamina C excretada na urina varia de 2 a 10mg/dL. A ingestão de grande quantidade de ácido ascórbico pode elevar a excreção para valores de até 200mg/dL por dia. O oxalato e o sulfato são metabólitos do ácido ascórbico e a ingestão de grandes quantidades diárias (1g ou mais) de vitamina C podem levar à formação de cálculos em pessoas suscetíveis.

No caso apresentado, sugere-se direcionar a investigação a partir da hipótese diagnóstica da presença de cálculo em via urinária.

Bibliografia Consultada

FUELLER CN; THREATTE GA; HENRY JB. Exame básico de urina. In: Henry JB. Diagnósticos Clínicos e Tratamento por Métodos Laboratoriais. 20ª ed. São Paulo: Manole; 2008. p. 427-70

REINE NJ; LANGTON CE. Urinalysis interpretation: how to squeeze out the maximum information from a small sample. Clin Tech Small Anim Pract 2005;20:2-10.

SIMERVILLE JF; MAXTED WC; PAHIRA JJ. Urinalysis: a comprehensive review. Am Fam Physician 2005;71:1153-62.

69

Os resultados do exame de urina de um paciente diabético são: cor – amarela; aspecto – turvo; densidade – 1,020; pH – 5,5; pesquisas de proteínas e de esterase positivas; pesquisa de nitrito negativa; pesquisa de glicose positiva, 150mg/dL. Ao exame microscópico foram observados 3 hemácias e 50 leucócitos por campo, numerosas leveduras e hifas.

Existe discrepância entre os resultados das reações de nitrito negativa e de esterase leucocitária positiva?

Cristina Khawali

O teste de nitritos fundamenta-se na habilidade de algumas bactérias serem redutoras do nitrato, substância normalmente presente na urina, a nitrito. Incluem-se todas as enterobactérias, a maioria das bactérias não fermentadoras e alguns cocos gram-positivos, que são responsáveis pela maioria dos casos de infecção do trato urinário. Este teste se baseia em uma reação química conhecida como teste de Griess, na qual o nitrito reage com uma amina aromática, formando um composto diazônio e sendo identificado pela mudança de coloração da zona de reação da tira.

Os neutrófilos contêm várias esterases, cujos pesos moleculares variam de 30 a 70kDa. O teste da esterase leucocitária detecta leucócitos, inclusive os rompidos, indicando a presença de processo infeccioso/inflamatório no trato urinário. Esta é uma forma de ser avaliada a leucocitúria.

Assim, não existe discrepância entre um resultado de reação de nitrito negativa, ou seja, ausência de bactérias com a de esterase positiva indicando a presença de leucocitúria, visto que, nesse caso, a causa da infecção é por fungos. O exame microscópico comprova este hipótese pela presença de leveduras e hifas, que indicam a multiplicação deste microrganismo, diferentemente da presença somente de leveduras, que indicaria colonização.

Bibliografia Consultada

YOSHIDA CS; MAYUMI M; IRIE T et al. Análise do desempenho da prova de nitritos das tiras reativas de urina para triagem de infecção bacteriana do trato urinário. RBAC 2006;38:255-8.

70 Em que consiste a proteinúria e como ela pode ser classificada?

Gustavo Aguiar Campana
Adagmar Andriolo

Proteinúria consiste na excreção aumentada de proteínas na urina, sendo um importante indicador de lesão renal. A avaliação de proteinúria de 24 horas é considerada padrão-ouro para a quantificação de proteinúria. Existem vários critérios para a classificação das proteinúrias.

Em relação à intensidade:

Proteinúria elevada – quando a excreção é superior a 3,5g em 24 horas. É característica da síndrome nefrótica, mas pode ocorrer em casos de glomerulonefrite, nefrosclerose, amiloidose, lúpus eritematoso disseminado, trombose da veia renal, insuficiência cardíaca congestiva.

Proteinúria moderada – a excreção permanece entre 0,5 e 3,5g em 24 horas. Está, mais frequentemente, presente na glomerulonefrite crônica, nefropatia diabética, mieloma múltiplo, nefropatia tóxica, pré-eclâmpsia e nas alterações inflamatórias malignas, degenerativas e irritativas do trato urinário.

Proteinúria mínima – são inferiores a 0,5g em 24 horas e estão associadas a glomerulonefrite crônica, enfermidade policística renal, afecção do tubulorrenal, vários distúrbios do trato urinário inferior e fase de convalescença destes.

Microalbuminúria – corresponde à presença de albumina em quantidade muito pequena, entre 30 e 300mg em 24 horas.

Em relação ao local de origem:

Proteinúria glomerular – constitui-se no tipo mais comum de proteinúria e é decorrente do aumento da permeabilidade glomerular, como ocorre nas glomerulonefrites. Em geral, a proteinúria é superior a 2g em 24 horas.

Proteinúria tubular – caracterizada pela excreção urinária de proteínas de baixo peso molecular, as quais, em condições normais, deveriam ser reabsorvidas pelas células tubulares. As proteínas excretadas incluem a beta-2-microglobulinas, a lisozima, a pré-albumina, a proteína carregadora do retinol, a alfa-1-glicoproteína ácida, a alfa-2-macroglobulina e a siderofilina. Estas proteinúrias são de 1 a 2g em 24 horas.

Proteinúria pós-renal – corresponde à proteinúria resultante do extravasamento de proteínas em decorrência de processos inflamatórios, infecciosos ou neoplásicos em vias urinárias.

Outros tipos de proteinúria incluem:

Proteinúria postural – ocorre quando o indivíduo permanece em posição ereta, por longo período de tempo. A excreção diária pode atingir até 1g.

Proteinúria funcional – associada aos estados febris, à exposição ao calor ou ao frio intensos e aos exercícios físicos extenuantes.

Proteinúria por sobrecarga – quando a concentração plasmática de uma proteína filtrável está anormalmente elevada, como acontece com a hemoglobina nos casos de hemólise intravascular intensa, com a mioglobina nas lesões extensas de tecido muscular e, tipicamente, nas doenças linfoproliferativas, com produção anormal de grandes quantidades de cadeias leves de imunoglobulinas, caracterizando a proteinúria de Bence Jones.

Bibliografia Consultada

ANDRIOLO A; BISMARCK ZF. Rins e vias urinárias. In: Andriolo A. Guias de Medicina Ambulatorial e Hospitalar. UNIFESP/Escola Paulista de Medicina – Medicina Laboratorial. 2ª ed. São Paulo: Manole; 2008. Cap. 27, p. 243-66.

71

Os resultados do exame de urina de um atleta, cuja amostra foi coletada após os exercícios físicos, são: cor – amarelo-escura; aspecto – ligeiramente turvo; densidade – 1,029; pH – 6,5; pesquisa de proteínas – 2+; pesquisa de de hemoglobina fracamente positiva. O paciente foi orientado a coletar uma amostra de urina pela manhã, antes da prática de qualquer atividade física.

Qual o objetivo desta orientação e quais são as alterações esperadas no segundo exame de urina?

Célia Regina Garlipp

No resultado da amostra coletada pós-exercício físico destacam-se as seguintes alterações: a) cor escura, aspecto ligeiramente turvo e densidade elevada refletindo urina muito concentrada; b) pesquisa de hemoglobina fracamente positiva, que pode estar relacionada com a presença de hemoglobina ou de mioglobina (rabdomiólise decorrente do exercício); c) proteinúria de 2+, que é uma alteração importante, já que a tira reagente identifica albumina, e 2+ equivalem a, aproximadamente, 100mg/dL.

A coleta de uma amostra de urina pela manhã, antes da prática de qualquer atividade física, permite estabelecer uma comparação entre uma amostra de urina obtida em repouso, sob ingestão hídrica normal, com aquela obtida pós-exercícios físicos.

Espera-se que essa amostra seja límpida, amarela e com valores normais para a densidade, pesquisa de hemoglobina e de proteínas. No caso de a proteinúria persistir, esta deverá ser investigada. Maior incidência de proteinúria tem sido observada em esportes que requerem grande esforço físico, uma vez que poderia estar relacionada a intenso trabalho muscular. A excreção máxima de proteína ocorre 20 a 30 minutos após o exercício e retorna aos níveis normais após 4 horas de repouso. Do ponto de vista qualitativo, a proteinúria induzida pelo exercício é de origem renal, do tipo glomerulotubular, que ocorre em função do aumento da permeabilidade glomerular e da inibição parcial da reabsorção tubular de proteínas. Em particular, durante exercício de leve a moderada intensidade, proteinúria do tipo glomerular é mais frequente, enquanto a do tipo glomerulotubular é observada durante o exercício mais intenso. A hematúria induzida pelo exercício tem sido descrita em associação com uma variedade de esportes e seu aparecimento na urina pode ser decorrente de mecanismos relacionados tanto à duração quanto à intensidade do exercício. Mioglobinúria também pode ser observada após exercício físico intenso. À medida que ocorre lesão muscular em função do exercício, a concentração sérica de mioglobina aumenta, e esta, por ser de baixo peso molecular, é facilmente filtrada através dos glomérulos, sendo, eventualmente, encontrada na urina e levando a um resultado falso-positivo para hemoglobina na urina.

Bibliografia Consultada

BELLINGHERI G; SAVICA V; SANTORO D. Renal alterations during exercise. J Renal Nutr 2008;18:158-64.

PORTMANS JR; LABILLOY D. The influence of work intensity on post-exercise proteinuria. Eur J Appl Physiol 1988;57:260-3.

STRASINGER SK; DI LORENZO MS. Chemical examination of urine. In: Strasinger SK; Di Lorenzo MS (eds). Urinalysis and Body Fluids. 5th ed. Philadelphia: F.A. Davies Company; 2008. Cap. 5, p. 66-7.

72 Qual é o significado do resultado da pesquisa de proteínas positiva em um paciente diabético?

Cristina Khawali

Em condições normais, as proteínas plasmáticas, incluindo a albumina, são barradas pela carga elétrica negativa da membrana glomerular e não aparecem no filtrado glomerular. Em certas doenças renais, a carga negativa da membrana basal glomerular é perdida, mesmo antes de as lesões histologicamente detectáveis estarem presentes. Esta condição é conhecida como nefropatia com alteração mínima, sendo o *diabetes mellitus* uma de suas causas.

Como resultado da perda das cargas negativas da membrana basal glomerular, algumas das proteínas com baixo peso molecular, entre elas a albumina, são filtradas e, por não serem reabsorvidas, aparecem na urina, condição conhecida como proteinúria ou albuminúria. Porém, a perda de proteínas ou albumina na urina sofre grande influência de fatores como exercício físico, conteúdo de proteínas na dieta, presença de infecções e do próprio estado metabólico do paciente, apresentando grande variabilidade intraindividual em sua dosagem. Assim, a presença de proteinúria em amostra isolada de urina e durante uma descompensação metabólica importante não deve ser considerada diagnóstica de lesão renal, mas sim confirmada posteriormente, quando o paciente estiver em condição metabólica estável.

Bibliografia Consultada

BENNET PH; HAFFNER S; BERTRAM L. KASISKE BL et al. Diabetic renal disease recommendations: screening and management of microalbuminuria in patients with *diabetes mellitus* – Recommendations to the scientific advisory board of the National Kidney Foundation an Ad Hoc Committee of the Council on Diabetes Mellitus of the National Kidney Foundation. Am J Kidney Dis 1995;25:107-12.

GUYTON AC; HALL JE. Textbook of Medical Physiology. St. Louis: Elsevier Saunders; 2006.

73 Qual é o significado do encontro de componente monoclonal na eletroforese de proteínas urinárias e quais exames devem ser solicitados para esclarecimento diagnóstico?

Nairo Massakazu Sumita
Adagmar Andriolo

As gamopatias monoclonais decorrem da hiperprodução de um único clone anormal de células plasmocitárias ou linfócitos B. A imunoglobulina monoclonal é reconhecida, na eletroforese de soro ou de urina, como uma banda de migração restrita.

A eletroforese é considerada um método de triagem para a presença do componente monoclonal, enquanto a imunofixação das proteínas séricas ou urinárias é considerada, atualmente, o padrão-ouro para confirmar sua presença e identificar a composição do componente.

Neste caso, o encontro de um componente monoclonal em região de gamaglobulinas deve ser valorizado por sugerir a existência de doença linfoproliferativa e indica a necessidade de ser realizada a imunofixação das proteínas para a caracterização da composição do componente monoclonal.

Adicionalmente, pode ser realizada a dosagem das cadeias leves livres.

Bibliografia Consultada

ANDRIOLO A; BISMARCK ZF. Proteínas. In: Andriolo A. Guias de Medicina Ambulatorial e Hospitalar. UNIFESP/Escola Paulista de Medicina – Medicina Laboratorial. 2ª ed. São Paulo: Manole; 2008. Cap. 4, p. 29-42.

BOTTINI PV. Testes laboratoriais para avaliação do componente monoclonal. Rev Bras Hematol Hemoter 2007;29:23-6.

KARCHER R; LANDERS JP. Electrophoreis. In: Burtis CA; Ashwood ER; Bruns DE (eds). Tietz Textbook of Clinical Chemistry and Molecular Diagnostics. 4th ed. St. Louis: Elsevier Saunders: 2006. Cap. 5, p. 121-40.

74 Qual é a utilidade da dosagem das cadeias leves livres das imunoglobulinas?

Nairo Massakazu Sumita

Atualmente, a quantificação das cadeias leves livres *kappa* e *lambda* no soro, por método de nefelometria ou imunoturbidimetria, constitui-se em um parâmetro importante para fins de diagnóstico e também nos casos onde não foi possível identificar o componente monoclonal pelas técnicas habituais. Além disso, o exame permite avaliar de forma objetiva a resposta ao tratamento e a remissão completa da doença.

Bibliografia Consultada

AKAR H; SELDIN DC; MAGNANI B et al. Quantitative serum free light chain assay in the diagnostic evaluation of AL amyloidosis. Amyloid 2005;12:210-5.

DRAYSON M; TANG LX; DREW R et al. Serum free light-chain measurements for identifying and monitoring patients with nonsecretory multiple myeloma. Blood 2001;97:2900-2.

75 O que é proteína de Bence Jones?

Adagmar Andriolo

A expressão "proteína de Bence Jones" é uma nomenclatura que deve ser abandonada. Sua origem, porém, não pode ser esquecida. A ocorrência de um tipo de proteinúria associada a uma doença óssea foi descrita pelo médico inglês Henry Bence Jones, em 1847, e publicada em 1848. Na realidade, constituiu-se no primeiro marcador tumoral bioquímico, uma vez que a doença óssea em questão é o que hoje identificamos como mieloma múltiplo e a proteína presente corresponde às cadeias leves de imunoglobulinas na forma livre na urina. Estas cadeias leves podem ser *kappa* ou *lambda*.

A pesquisa e a caracterização de cadeias leves livres de imunoglobulinas presentes na urina são importantes para o diagnóstico das síndromes mieloproliferativas, como o mieloma múltiplo, a macroglobulinemia de Waldenström e os linfomas.

Caracteristicamente, nestas situações, as proteínas apresentam-se como componentes monoclonais, ou seja, são produzidas por um clone restrito de células.

As cadeias leves das imunoglobulinas podem ser encontradas na urina, também em condições de intensa estimulação imunológica e em tubulopatias renais, mas, nestas circunstâncias, são policlonais.

Atualmente, o exame proteína de Bence Jones é mais bem descrito por pesquisa, quantificação e caracterização de cadeias leves livres das imunoglobulinas, o que pode ser feito por imunofixação, turbidimetria e nefelometria.

Bibliografia Consultada

AKAR H; SELDIN DC; MAGNANI B et al. Quantitative serum free light chain assay in the diagnostic evaluation of AL amyloidosis. Amyloid 2005;12:210-5.

DRAYSON M; TANG LX; DREW R et al. Serum free light-chain measurements for identifying and monitoring patients with nonsecretory multiple myeloma. Blood 2001;97:2900-2.

JONES HB. On a new substance occurring in the urine of a patient with mollities ossium. Phil Trans R Soc Lond 1848;138:55-62.

76 Qual é o conceito e qual o significado clínico de microalbuminúria?

Cristina Khawali

A nefropatia diabética acomete mais de um terço dos portadores de *diabetes mellitus* e é a causa mais comum de ingresso em programas de diálise. Classicamente, a nefropatia diabética é dividida em três estágios caracterizados por hiperfiltração, microalbuminúria (nefropatia incipiente) e macroproteinúria (nefropatia clínica). O desenvolvimento de ensaios sensíveis para a determinação de proteínas na urina, que permitiram a detecção de pequenas quantidades excretadas de albumina, possibilitou a caracterização da microalbuminúria e o diagnóstico da complicação renal subclínica, quando determinadas medidas terapêuticas são capazes de reverter este quadro.

Entende-se por microalbuminúria a excreção urinária de albumina (EUA) em quantidades acima de 20μg/minuto e inferiores a 200μg/minuto.

Pacientes diabéticos microalbuminúricos, particularmente os do tipo 1, apresentam maior risco de evolução para doença renal clínica do que aqueles com EUA < 20μg/min. Este valor limítrofe foi estabelecido com base nos resultados de estudos prospectivos, que demonstraram que a EUA > 20μg/min é um forte preditor do desenvolvimento de nefropatia diabética clínica e um marcador de risco cardiovascular independente, tanto no *diabetes mellitus* tipo 1 quanto no tipo 2. É também um fator de risco para mortalidade cardiovascular coronariana nos pacientes diabéticos do tipo 1.

Recomenda-se a dosagem de microalbuminúria em todo paciente diabético do tipo 2 ao diagnóstico e nos portadores de *diabetes mellitus* do tipo 1, cinco anos após o início da doença. Após o rastreamento inicial, e diante de um resultado negativo para a presença de microalbuminúria, todos os pacientes devem ser testados anualmente.

Estudos prospectivos, como o *United Kingdom Prospective Diabetes Study* (UKPDS), com portadores de diabetes do tipo 2, e o *Diabetes Control and Complications Trial* (DCCT), com diabéticos do tipo 1, demonstraram que a terapia intensificada do diabetes, para manter os níveis de glicose, e o controle da pressão arterial mais próximos do normal podem reduzir, significativamente, o risco de desenvolvimento e a progressão da nefropatia diabética. Portanto, a detecção precoce da nefropatia tem importantes implicações práticas para a adoção de medidas terapêuticas específicas, visando à modificação da evolução da nefropatia diabética e a melhor qualidade de vida.

Bibliografia Consultada

American Diabetes Association. Standards of Medical Care in Diabetes. Diabetes Care 2012;35(Suppl. 1):S11-S63.

KHAWALI C. Contribuições à Patogenia e ao Diagnóstico da Nefropatia no *Diabetes Mellitus* Tipo 1. São Paulo: 2002. Tese (mestrado). Disciplina de Endocrinologia e Metabologia. Escola Paulista de Medicina, Universidade Federal de São Paulo.

The Diabetic Control and Complications Trial. The effect of intensive treatment of diabetes on the development and progression of long-term complications in insulin-dependent diabetes mellitus. N Engl J Med 1993;29:977-86.

UK Prospective Diabetes Study Group. Intensive blood-glucose control with sulphonylureas or insulin compared with conventional treatment and risk of complications in patients with type 2 diabetes (UKPDS 33). Lancet 1998;352:837-53.

77

Um paciente é atendido após um episódio de síncope e o exame de sangue revela glicemia de jejum de 450mg/dL. Os resultados do exame de urina de rotina são: cor – amarelo-pálida; aspecto – límpido; densidade – 1,020; pH – 5,0; pesquisa de proteínas – positiva 1+; pesquisa de glicose – positiva 250mg/dL.

Qual é a relação entre os resultados de glicose no sangue e na urina e qual é o distúrbio metabólico mais provável?

Cristina Khawali

A história clínica nos remete à hipótese de hiperglicemia com hiperosmolaridade, possível razão da perda de consciência do paciente. Assim, o distúrbio metabólico mais provável é o *diabetes mellitus* descompensado, em coma hiperosmolar não cetótico, visto que a pesquisa de corpos cetônicos na urina foi negativa. Apesar do termo, coma hiperosmolar, nem todos os pacientes apresentam coma, pois esta síndrome compreende um espectro que varia de graus leves de hiperosmolaridade, com sintomas mínimos no sistema nervoso central, até a hiperosmolaridade grave, à qual se associa o coma.

78 Como explicar uma pesquisa de glicose positiva na urina com glicemia dentro do intervalo de referência?

Cristina Khawali

A glicose é uma substância que, normalmente, aparece no filtrado glomerular, porém é totalmente reabsorvida pelos túbulos renais. Quando a glicemia ultrapassa, de forma sustentada, o nível de 180mg/dL, e os níveis de glicose no filtrado glomerular passam a ser maiores do que a capacidade tubular de reabsorção. Dessa forma, há positivação da pesquisa de glicose na urina.

Glicosúria, com valor da glicemia dentro do intervalo de referência, faz pensar em perda total ou parcial do mecanismo de reabsorção de glicose tubular. Consequentemente, mesmo na presença de níveis normais de glicemia, a glicosúria será detectada. Esta diminuição do limiar renal de reabsorção da glicose é denominada de glicosúria de causa renal e pode ser encontrada, fisiologicamente, em crianças com idade inferior a 1 ano e em gestantes saudáveis. Doenças tubulointersticiais são causas não fisiológicas de glicosúria renal.

Bibliografia Consultada

McPHERSON RA; BEN-EZRA J; ZHAO S. Basic examination of urine. In: McPherson RA; Pincus MR (eds). Henry's Clinical Diagnosis and Management by Laboratory Methods. 21st ed. Philadelphia: Saunders Elsevier; 2007. Cap. 27, p. 394-425.

SACKS DB. Carbohydrates. In: Burtis CA; Ashwood ER; Bruns DE (eds). Tietz Textbook of Clinical Chemistry and Molecular Diagnostics. 4th ed. St. Louis: Elsevier Saunders; 2006. Cap. 45, p. 837-901.

79 Qual é o significado da pesquisa positiva de glicose na urina de um paciente com glicemia normal?

Cristina Khawali

Em indivíduos normais, cerca de 180g de glicose são filtrados por dia e a mesma quantidade é absorvida na porção inicial do túbulo proximal, de tal forma que a quantidade excretada de glicose seja zero. A reabsorção de glicose é ativa e ligada ao transporte de sódio neste segmento. Porém, na presença de lesão tubular, esta capacidade é comprometida, podendo tornar positiva a pesquisa de glicose na urina, mesmo na ausência de um estado de hiperglicemia.

Bibliografia Consultada

McPHERSON RA; BEN-EZRA J; ZHAO S. Basic examination of urine. In: McPherson RA; Pincus MR (eds). Henry's Clinical Diagnosis and Management by Laboratory Methods. 21st ed. Philadelphia: Saunders Elsevier; 2007. Cap. 27, p. 394-425.

SACKS DB. Carbohydrates. In: Burtis CA; Ashwood ER; Bruns DE (eds). Tietz Textbook of Clinical Chemistry and Molecular Diagnostics. 4th ed. St. Louis: Elsevier Saunders. Cap. 45, p. 837-901.

80

Os resultados de um exame de urina de um paciente muito anêmico e ictérico são: cor – vermelha; aspecto – límpido; densidade – 1,020; pH – 6,0; pesquisa de hemoglobina fortemente positiva; pesquisa de bilirrubina negativa.

Estes resultados são indicativos de hematúria ou hemoglobinúria? Há alguma relação entre a condição clínica do paciente com o resultado da pesquisa de urobilinogênio urinário?

`Adagmar Andriolo`

Hematúria é definida como a presença de número elevado de hemácias na urina e hemoglobinúria corresponde à presença de hemoglobina livre na urina. Ambas as situações podem fornecer resultado positivo para a pesquisa de hemoglobina realizada pelas tiras reagentes e a diferenciação é feita pelo exame microscópico da urina. Nas hematúrias, são observadas hemácias em número elevado, enquanto nas hemoglobinúrias não. No caso apresentado, não temos o resultado do exame microscópico, mas existe uma informação do exame físico da urina que pode auxiliar. Em casos de hematúria, a urina apresenta-se com aspecto turvo ou ligeiramente turvo, enquanto nos casos de hemoglobinúria, em geral, a urina permanece límpida. Estes resultados são mais compatíveis com a hemoglobinúria. A presença de anemia e de hemoglobinúria, na ausência de hematúria, sugere a existência de um processo hemolítico, resultando em produção aumentada tanto de bilirrubina não conjugada quanto conjugada. Grande quantidade de bilirrubina conjugada chega ao intestino e é metabolizada pelas bactérias, gerando quantidades anormalmente elevadas de urobilinogênio, que é absorvido, filtrado pelos glomérulos renais e aparece na urina, resultando em pesquisa positiva. A maior parte da bilirrubina circulante é de bilirrubina não conjugada, ligada à albumina e, portanto, não filtrada pelo glomérulo renal, fazendo com que a pesquisa permaneça negativa.

Bibliografia Consultada

ESTRIDGE BH; REYNOLDS AP. Exame químico da urina. In: Estridge BH; Reynolds AP (eds). Técnicas Básicas de Laboratório Clínico. 5ª ed. Porto Alegre: Artmed; 2011. p. 481-95.

81

Um indivíduo sofreu um acidente automobilístico e permaneceu várias horas preso às ferragens. As pernas foram muito machucadas, mas não houve fraturas. Um exame de urina de rotina forneceu os seguintes resultados: cor – vermelho-castanha; aspecto – límpido; densidade – 1,017; pH – 6,5; pesquisa de proteínas e de hemoglobina positivas.

Qual é a causa mais provável da reação positiva para hemoglobina? Este paciente precisa ser monitorado quanto a possíveis alterações na função renal? Como pode ser prevenida ou minimizada a lesão renal?

Alvaro Pulchinelli Jr.
Adagmar Andriolo

A causa provável da reação positiva para hemoglobina neste exame é a presença de mioglobina, uma vez que as tiras reagentes não diferenciam mioglobina de hemoglobina, pois tanto a hemoglobina como a mioglobina possuem atividade de pseudoperoxidase, método no qual se baseia a pesquisa realizada pela tira reagente.

A mioglobina é uma proteína heme, de peso molecular de 18,8kDa, que é filtrada livremente pelo glomérulo renal. É altamente nefrotóxica, principalmente se ocorrer depleção da volemia ou hipoperfusão renal.

Com fluxo do filtrado glomerular através dos túbulos renais, ocorre um processo de concentração da solução. O grupo heme, tanto da hemoglobina quanto da mioglobina, é tóxico para as células tubulares renais e, se a concentração atingir certos limites, poderá ocorrer insuficiência renal aguda. O risco de lesão renal pode ser reduzido com a correção dos distúrbios acidobásicos e com a hidratação do paciente, que vai garantir um fluxo de filtração elevado, diluindo a urina e prevenindo a lesão tubular.

Bibliografia Consultada

FUELLER CN; THREATTE GA; HENRY JB. Exame básico de urina. In: Henry JB. Diagnósticos Clínicos e Tratamento por Métodos Laboratoriais. 20ª ed. São Paulo: Manole; 2008. p. 427-70.

QUINTAES PSL; NORONHA IL. Revisão/atualização em insuficiência renal aguda: papel dos neutrófilos e moléculas de adesão na fisiopatologia da insuficiência renal aguda isquêmica. J Bras Nefrol 1998;20:74-7.

ROSA NG; SILVA G; TEIXEIRA A et al. Rabdomiólise. Acta Méd Port 2005;18:271-82.

82

Um atleta é levado ao hospital com suspeita de fratura na perna, após colisão com um jogador adversário. Os resultados do exame de urina são: cor – amarelo-escura; aspecto – ligeiramente turvo; densidade – 1,030; pH – 5,5; pesquisa de proteínas – 2+; pesquisa de hemoglobina fracamente positiva. Ao exame microscópico foram observados 2 hemácias e 3 leucócitos por campo, algumas células epiteliais escamosas, alguns cilindros granulosos e hialinos.

Estes resultados são de relevância clínica?

Adagmar Andriolo

Estes resultados devem ser interpretados com cuidado, considerando as condições em que a amostra de urina foi coletada, ou seja, após o paciente ter desenvolvido atividade física importante. O perfil de alterações apresentado é compatível com o associado à prática de exercício físico extenuante. A reação positiva para hemoglobina pode representar tanto hemoglobinúria quanto mioglobinúria, resultantes da participação no esporte de contato. A proteinúria, provavelmente, é apenas ortostática e de esforço.

Bibliografia Consultada

ESTRIDGE BH; REYNOLDS AP. Exame químico da urina. In: Estridge BH; Reynolds AP (eds). Técnicas Básicas de Laboratório Clínico. 5ª ed. Porto Alegre: Artmed; 2011. p. 481-95.

HENRY JB; LAUZON RB; SCHUMANN GB. Exame básico de urina. In: Henry JB (ed). Diagnósticos Clínicos e Tratamento por Métodos Laboratoriais. 19ª ed. São Paulo: Manole; 1999. Cap. 18, p. 411-55.

83 Um atleta traz uma amostra de urina coletada após a prática de esporte com aspecto límpido e de cor vermelha para o laboratório. Você esperaria ver hemácias ao exame microscópico desta urina?

Adagmar Andriolo
Alvaro Pulchinelli Jr.

A cor avermelhada da amostra pode ter várias causas, sendo as mais comuns a hematúria, a hemoglobinúria e a mioglobinúria. Outras causas menos comuns que podem ser citadas incluem uso de medicações como o cloridrato de fenazopiridina (Pyridium®), rifampicina, laxativos como cáscara-sagrada, sene e tranquilizantes (fenotiazidas). Alimentos como beterraba, páprica e ruibarbo e outros pigmentos de inúmeras substâncias também podem colorir a urina de vermelho, em especial, na dependência do pH urinário.

Tratando-se de um atleta, caso a história clínica sugira a prática de atividade física intensa, para esclarecimento da origem da cor vermelha, há necessidade de ser realizada a pesquisa de hemoglobina e, eventualmente, de mioglobina.

O aspecto límpido dessa amostra sugere que não serão vistas hemácias ao exame microscópico, uma vez que a suspensão de elementos celulares, como hemácias, leucócitos ou bactérias, causa turbidez.

Bibliografia Consultada

FUELLER CN; THREATTE GA; HENRY JB. Exame básico de urina. In: Henry JB. Diagnósticos Clínicos e Tratamento por Métodos Laboratoriais. 20ª ed. São Paulo: Manole; 2008. p. 427-70

84

Um paciente apresenta os seguintes resultados de um exame de urina pré-operatório por calculose de vesícula biliar: cor – amarela; aspecto – ligeiramente turvo; densidade – 1,022; pH – 6,0; pesquisa de bilirrubina fracamente positiva.

Os resultados das pesquisas de bilirrubina e de urobilinogênio estão compatíveis? Estes resultados têm alguma relação com o diagnóstico clínico deste paciente?

Adagmar Andriolo

Sim, os resultados estão compatíveis, considerando-se que, como o paciente é portador de cálculos de vesícula biliar, alguma obstrução de vias biliares é esperada. Nessa situação, a bile pode não ser drenada para a luz intestinal e a redução ou ausência de bilirrubina na luz intestinal justifica a não produção de urobilinogênio e pelas bactérias. Como consequência, menor quantidade de urobilinogênio passa para a circulação entero-hepática e é filtrada pelos glomérulos renais. Como os métodos habitualmente utilizados para a pesquisa de urobilinogênio na urina não são suficientemente sensíveis, em geral, não é referido o resultado de pesquisa negativo, apenas inferior ao valor de referência. Em razão da obstrução das vias biliares, ocorre refluxo de bilirrubina conjugada para a circulação sanguínea. Essa bilirrubina é filtrada pelos glomérulos renais, o que justifica o resultado de pesquisa positiva na urina.

Bibliografia Consultada

ESTRIDGE BH; REYNOLDS AP. Exame químico da urina. In: Estridge BH; Reynolds AP (eds). Técnicas Básicas de Laboratório Clínico. 5ª ed. Porto Alegre: Artmed; 2011. p. 481-95.

85 Quais são as limitações da sedimentoscopia simples de urina?

Ricardo Rosenfeld

A sedimentoscopia simples de urina, em geral, é realizada por microscopia de campo claro, com o condensador abaixado, permitindo a identificação das células e demais elementos figurados, como cristais, cilindros etc., por refringência, sem detalhes morfológicos.

Para melhor visualização, é recomendável o uso rotineiro de microscopia de contraste de fase, com a qual as células podem ser mais bem diferenciadas em leucócitos, hemácias, macrófagos, células tubulares, células uroteliais de transição etc. A microscopia de contraste de fase tem sido amplamente utilizada, principalmente para a pesquisa do dismorfismo eritrocitário.

A microscopia de luz polarizada também contribui para a identificação e discriminação de alguns cristais e de gotículas de gordura.

Bibliografia Consultada

FOGAZZI GB. Urinalysis and microscopy. In: Cameron JS; Davison AM; Grünfeld JP; Ker D; Ritz E (eds). Oxford Text Book of Clinical Nephrology. Oxford: Oxford University Press; 1992. vol. 1, p. 16-20.

STRASINGER SK; Di LORENZO MS. O exame microscópico da urina. In: Strasinger SK; Di Lorenzo MS (eds). Urinálise e Fluidos Corporais. 5ª ed. São Paulo: Livraria Médica Paulista Editora; 2009. p. 89-138.

86 Em que consiste a microscopia óptica de campo claro e qual sua aplicação no exame de urina de rotina?

Adagmar Andriolo

A microscopia de campo claro é o tipo mais comum de microscopia utilizada para o exame de urina de rotina. Esta técnica utiliza um sistema de lentes e uma fonte de iluminação montados em um corpo constituído por uma base, um tubo e um canhão. Os principais componentes do sistema de lentes são as oculares, as objetivas e os botões de ajuste grosso e fino. O sistema de iluminação compreende a fonte luminosa, o condensador e os diafragmas de campo e de íris. As amostras a serem examinadas são colocadas em uma lâmina de vidro fixada sobre uma plataforma móvel. O microscópio de campo claro consiste de dois sistemas de lentes. O primeiro fica próximo à amostra e constitui-se na objetiva. As diferentes objetivas promovem diferentes grandezas de amplificação, mas para o exame de urina de rotina, em geral, são utilizadas as objetivas que amplificam 10 e 40 vezes. O segundo sistema localiza-se próximo ao observador e é a ocular. As oculares promovem amplificação de 8 ou 10 vezes. A iluminação é fornecida por uma fonte de luz, com intensidade luminosa regulável, localizada na base do microscópio. Eventualmente, filtros podem ser colocados no caminho do feixe luminoso para modificar a iluminação e o comprimento de onda da luz. Um diafragma de campo, contido na fonte de luz, controla o diâmetro do feixe que atinge a lâmina e é ajustado para se obter a iluminação ideal. Um condensador, localizado abaixo da platina, focaliza a luz sobre a amostra e controla a intensidade de luz.

Na microscopia de campo claro, os objetos aparecem escuros contra um fundo claro.

Bibliografia Consultada

STRASINGER SK; Di LORENZO MS. O exame microscópico de urina. In: Strasinger SK; Di Lorenzo MS (eds). Urinálise e Fluidos Corporais. 5º ed. São Paulo: Livraria Médica Paulista Editora; 2009. p. 89-138.

87 Em que consiste a microscopia de fluorescência e qual sua aplicação no exame de urina de rotina e quais cuidados devem ser tomados para uma boa visualização dos elementos figurados?

Adagmar Andriolo

A microscopia de fluorescência é utilizada, principalmente, para detectar bactérias e vírus dentro de células por uma técnica denominada imunofluorescência.

Fluorescência é a propriedade pela qual algumas moléculas absorvem luz de um determinado comprimento de onda e, depois, emitem luz de comprimento de onda maior. A aplicação prática no laboratório é que ela permite a visualização de substâncias naturalmente fluorescentes ou que tenham sido marcadas com um fluorocromo ou fluoróforo.

Para esta microscopia, são utilizados filtros especiais, de excitação e de emissão. O filtro de excitação seleciona o comprimento de onda da luz de excitação e o filtro de emissão seleciona um determinado comprimento de onda da luz emitida pela amostra para se tornar visível. Os filtros são escolhidos para corresponder aos comprimentos de onda de excitação e emissão ideais do fluoróforo utilizado. Uma substância fluorescente pode ser observada ao microscópio de fluorescência como um objeto brilhante contra um fundo escuro, com alto contraste quando uma fonte de luz ultravioleta é utilizada. Fontes de luz poderosas são necessárias e, geralmente, são lâmpadas de arco de mercúrio ou de xenônio.

Bibliografia Consultada

Olympus Microscopy Resource Center: Specialized Microscopy Techniques: Fluorescence.

STRASINGER SK; Di LORENZO MS. O exame microscópico de urina. In: Strasinger SK; Di Lorenzo MS (eds). Urinálise e Fluidos Corporais. 5ª ed. São Paulo: Livraria Médica Paulista Editora; 2009. p. 89-138.

http://www.olympusmicro.com/primer/techniques/fluorescence/fluorhome.html.

88 Em que consiste a microscopia de contraste de fase e qual sua aplicação no exame de urina de rotina?

Adagmar Andriolo

Quando os raios luminosos passam por um objeto, eles são retardados em relação aos que passam através do ar, diminuindo a intensidade da luz e produzindo contraste. Este fenômeno é chamado de diferença de fase e é afetado pela espessura do objeto, pelo índice de refração, pela absorção de luz e por outras propriedades. O melhor contraste é obtido quando a luz que não atravessa a amostra é deslocada de um quarto de comprimento de onda e comparada com a diferença de fase da amostra. O microscópio de contraste de fase fornece este contraste.

A microscopia de contraste de fase é realizada pela adaptação de um microscópio óptico de campo claro com objetivas com lentes de contraste de fase e um condensador adequado. Dois anéis de fase são colocados no condensador e nas objetivas. Um dos anéis é colocado no condensador de fase ou abaixo dele, o que permite a passagem da luz apenas através da área central circular livre. Um segundo anel, com uma área circular central que retarda a luz de um quarto de comprimento de onda, é colocado na objetiva. Os anéis de fase devem ser correspondentes, por isso, é importante verificar se os módulos da objetiva e do condensador são os mesmos. O diâmetro dos anéis varia com a amplificação. A imagem tem o melhor contraste quando o fundo for mais escuro. Os anéis de contraste de fase devem ser adaptados para produzir o máximo de contraste. Os dois anéis são ajustados para tornarem-se concêntricos.

As etapas de ajuste são as seguintes:

- Focalizar o microscópio de campo claro com uma amostra na lâmina.
- Escolher um anel de condensador de pequeno aumento.

- Selecionar a objetiva como o anel correspondente.
- Remover uma das oculares, inserir o telescópio de ajuste e olhar através do telescópio.
- Observar os anéis iluminados e escuros.
- Com parafuso de regulação do telescópio, centralizar o anel de luz (condensador) sobre o anel escuro (objetiva).
- Recolocar as oculares.

A luz atinge a amostra através do círculo claro do anel de fase no condensador, formando um halo ao redor das estruturas. A luz difratada entra no círculo central do anel de desvio de fase, enquanto toda luz restante é retardada de um quarto de comprimento de onda. As variações de contraste na imagem da amostra, devido aos diferentes índices de refração do objeto, são observadas como raios de luz, aumentando a visualização e os detalhes. A microscopia de contraste de fase é particularmente vantajosa para a identificação de cilindros hialinos de baixo índice refratométrico, cilindros celulares mistos, filamentos de muco e *Trichomonas*.

Bibliografia Consultada

Microscope Techniques—Phase Contrast: http://www.micro. magnet.fsuj.edu/primer/techniques/phase.html

STRASINGER SK; Di LORENZO MS. O exame microscópico de urina. In: Strasinger SK; Di Lorenzo MS (eds). Urinálise e Fluidos Corporais. 5ª ed. São Paulo: Livraria Médica Paulista Editora; 2009. p. 89-138.

89 Em que consiste a microscopia de luz polarizada e qual sua aplicação no exame de urina de rotina?

Adagmar Andriolo

Uma lâmpada de quartzo de halogênio produz raios luminosos de diferentes comprimentos de onda. Cada onda tem uma direção distinta e uma vibração perpendicular à sua direção. A luz normal, ou não polarizada, vibra em igual intensidade em todas as direções, enquanto a luz polarizada vibra no mesmo plano ou direção. Quando a luz atravessa uma substância birrefringente, ela se divide em dois raios, com rotação de 90 graus entre si. Substâncias isotrópicas, como as células sanguíneas, não têm propriedade refratométrica, ou seja, a luz passa por elas sem sofrer alteração. Uma substância que gira o plano da luz polarizada 90 graus no sentido horário é referida como tendo refringência positiva e uma substância que gira o plano no sentido anti-horário tem refringência negativa.

A luz polarizada é obtida pelo uso de dois filtros de polarização. A luz emergente de um primeiro filtro vibra em um plano. Um segundo filtro, colocado em ângulo de 90 graus em relação ao primeiro, bloqueia toda a luz incidente, exceto a que sofrer rotação pela substância birrefringente.

Um microscópio de campo claro pode ser adaptado para microscopia polarizada. Dois filtros polarizantes devem ser instalados em uma configuração cruzada. O primeiro filtro, polarizador, é colocado sobre o condensador, e o segundo filtro, o analisador, é colocado no corpo do microscópio, entre a objetiva e as oculares. O filtro polarizador é girado para permitir que a luz vibrando em uma única direção atinja o objeto. Se o objeto não tiver propriedades birrefringentes, a luz não atingirá o filtro analisador e o campo de visão permanecerá preto. Raios refratados de um objeto birrefringente atingirão o filtro analisador, levando o objeto a aparecer branco ou colorido, contra o fundo negro.

A microscopia de luz polarizada é indicada para a identificação diferencial de cristais e lipídios. Ambas as substâncias têm a capacidade de promover a rotação do caminho da luz polarizada unidirecional, produzindo efeitos luminosos característicos tanto em cristais quanto em lipídios.

Os lipídios, quando vistos sob microscopia de luz polarizada, são birrefringentes e formam uma imagem comparada à cruz-de-malta, graças à propriedade de refratar a luz em duas dimensões, a 90 graus entre elas.

Os cristais, dependendo da estrutura cristalina, apresentam colorações e refringências específicas, o que permite sua identificação.

Bibliografia Consultada

Polarizing and Interference Contrast Microscopy: http://www.rrz.uni-hamburg.de/biologic/b

STRASINGER SK; Di LORENZO MS. O exame microscópico de urina. In: Strasinger SK; Di Lorenzo MS (eds). Urinálise e Fluidos Corporais. 5ª ed. São Paulo: Livraria Médica Paulista Editora; 2009. p. 89-138.

90 Em que consiste a microscopia de campo escuro e qual sua aplicação no exame de urina de rotina?

Adagmar Andriolo

Microscopia de campo escuro é uma técnica utilizada no laboratório clínico para melhorar a visualização de amostras que não podem ser facilmente visualizadas com o microscópio de campo claro. É, muitas vezes, utilizada para identificar espiroquetas como *Treponema pallidum* e leptospira.

Um microscópio de campo claro é facilmente adaptado para microscopia de campo escuro, substituindo o condensador por um outro de campo escuro que contém um disco opaco. O disco bloqueia a entrada direta da luz na objetiva e o campo de visão permanece preto. Como os raios de luz passam através da amostra em ângulos oblíquos, a luz difunde, difrata ou reflete e é capturada pela objetiva. A amostra aparece luminosa, contra o fundo preto ou campo escuro.

Bibliografia Consultada

STRASINGER SK; Di LORENZO MS. O exame microscópico de urina. In: Strasinger SK; Di Lorenzo MS (eds). Urinálise e Fluidos Corporais. 5ª ed. São Paulo: Livraria Médica Paulista Editora; 2009. p. 89-138.

91 Qual é a importância na identificação dos diferentes tipos de células epiteliais na urina?

Ricardo Rosenfeld

Normalmente, a descamação do epitélio dos diferentes níveis das vias urinárias, como túbulos, pelve, ureter, bexiga e uretra, faz com que diferentes tipos celulares sejam visualizados à microscopia da urina.

As células uroteliais de transição superficiais são grandes, usualmente arredondadas, eventualmente afiladas, com núcleo redondo central. São raramente observadas.

As células tubulares são menores, e sua presença pode sugerir processo patológico renal, assim como a presença de células uroteliais de transição profunda sugere processo patológico em vias urinárias.

Células maiores, de bordas retas e anguladas, com núcleo pequeno, correspondem às células planas ou escamosas do epitélio uretral ou vaginal, cuja presença sugere apenas má coleta ou "contaminação" da amostra de urina.

Cabe aos demais achados do sedimento, como hematúria, dismórfica ou isomórfica, leucocitúria, acompanhada ou não de bacteriúria, cilindrúria compor um quadro mais conclusivo.

Bibliografia Consultada

GRABER M; LANE B; LAMIA R et al. Bubble cells: renal tubular cells in the urinary sediment with characteristics of viability. J Am Soc Nephrol 1991;1:999-1004.

SCHUMANN GB. Utility of urinary cytology in renal diseases. Semin Nephrol 1985; 5:158-78.

92 Qual é a importância do achado de "células atípicas" na urina?

Ricardo Rosenfeld

Um analista treinado e atento pode observar alterações nas células epiteliais em amostras de urina bem conservadas e preparadas. Essas alterações, ou atipias, podem corresponder ao efeito citopático de inclusões virais ou a processos neoplásicos primários ou não dos rins e vias urinárias.

Nas células neoplásicas, em geral, observa-se alteração da relação nucleocitoplasmática, variações do tamanho e tendência à formação de agregados.

O reconhecimento destas células, embora exija muita experiência do observador em citologia urinária, deve ser referido no laudo do exame de urina, pois pode contribuir de modo decisivo para o diagnóstico precoce de processos neoplásicos.

Diante de um laudo com referência a células atípicas, está indicada a realização de exame mais específico, a citologia urinária, para o qual a amostra deve ser coletada com cuidados e condições adequadas.

Bibliografia Consultada

SCHUMANN GB. Utility of urinary cytology in renal diseases. Semin Nephrol 1985;5:158-78.

93 Qual é a importância da identificação dos diferentes tipos de leucócitos na urina?

Ricardo Rosenfeld

Os leucócitos podem ser diferenciados em lâminas de sedimento ou após citocentrifugação e observados diretamente ou após serem corados com corantes hematológicos, como Leishman, Wright, Giemsa.

Os neutrófilos estão, frequentemente, presentes nas infecções bacterianas, os eosinófilos são observados, mais frequentemente, nas nefrites intersticiais, e os linfócitos, nos eventos de rejeição pós-transplante renal.

Para o observador experiente, a microscopia de contraste de fase pode sugerir o tipo leucocitário, mas a presença concomitante de outras células de tamanho semelhante, como macrófagos, células tubulares e uroteliais de transição profundas, pode dificultar o diagnóstico citológico.

As infecções urinárias, em geral, são acompanhadas de leucocitúria, o mesmo ocorrendo com os processos inflamatórios, sem a presença de infecção, como acontece na calculose urinária e nas glomerulonefrites proliferativas.

Bibliografia Consultada

CORWIN HL; BRAY RA; HABER MH. The detection and interpretation of urinary eosinophils. Arch Pathol Lab Med 1989;113:1256-8.

94 Quais são as características citológicas e qual o significado clínico atribuído às hemácias classificadas como dismórficas?

Paula Virginia Bottini

A diferenciação entre hematúria glomerular e não glomerular por meio da análise da morfologia dos eritrócitos foi estabelecida no início de 1980, com os trabalhos iniciais de Birch et al., que demonstraram que os eritrócitos presentes na urina de pacientes com glomerulonefrites apresentavam alterações morfológicas específicas quando examinados por microscopia de contraste de fase. Tais características incluem perda do conteúdo de hemoglobina, ruptura da membrana celular, extrusões citoplasmáticas e depósito de material fase-denso na região da membrana celular.

A sistematização da investigação da hematúria por microscopia de contraste de fase deu-se no início dos anos 1990, quando da descrição detalhada das diversas formas de hemácias encontradas na urina e da observação dos acantócitos, como marcadores da hematúria glomerular. Estudos posteriores definiram não apenas os acantócitos, mas também os codócitos como marcadores de hematúria de causa glomerular. Este conjunto de células recebeu a denominação de células G1.

Resumindo, a pesquisa de dismorfismo eritrocitário é útil na diferenciação entre hematúria glomerular e não glomerular, sendo que a presença de dismorfismo eritrocitário indica que a avaliação do paciente deve estar voltada para a investigação das doenças glomerulares. É importante ressaltar que, a despeito do grande avanço tecnológico que observamos no campo da urinálise nos últimos anos, o padrão-ouro para a pesquisa de dismorfismo eritrocitário continua sendo a microscopia de contraste de fase.

Bibliografia Consultada

BIRCH DF; FAIRLEY KF; WHITWORTH JA et al. Urinary erythrocyte morphology in the diagnosis of glomerular hematuria. Clin Nephrol 1983;20:78-84.

BOTTINI PV; ALVES MAVFR. Investigação laboratorial das hematúrias. In: Kirsztajn GM (ed). Diagnóstico Laboratorial em Nefrologia. São Paulo: Sarvier; 2010. Cap. 24; p. 198-200.

KÖHLER H; WANDEL E; BRUNCK B. Acanthocyturia – a characteristic marker for glomerular bleeding. Kidney Int 1991;40:115-20.

NAGAHAMA D; YOSHIKO K; WATANABE M et al. A useful new classification of dysmorphic urinary erythrocytes. Clin Exp Nephrol 2005;9:304-9.

NGUYEN GK. Urine cytology in renal glomerular disease and value of G1 cell in the diagnosis of glomerular bleeding diagnostic. Cytopathology 2003;29:67-73.

SURITA RJS; BOTTINI PV; ALVES MAVFR. Erythrocytes morphology in diagnosing the origin of hematuria. Kidney Int 1994;46:1749.

95 Qual o significado do encontro de cilindros hemáticos no exame microscópico da urina?

Adagmar Andriolo

Excluída a possibilidade de contaminação da amostra, a observação de hemácias na urina indica sangramento em algum nível do trato geniturinário.

A presença de cilindros hemáticos, por sua vez, é muito mais específica, em relação ao local de sangramento, caracterizando a hemorragia dentro do néfron.

Cilindros hemáticos estão, principalmente, associados a danos causados ao glomérulo. Este tipo de cilindro, com grande frequência, está associado com proteinúria e hemácias dismórficas. São facilmente detectados no exame microscópico com pequeno aumento, pela sua celularidade e coloração laranja avermelhada. Em geral, eles são mais frágeis do que os outros cilindros e podem existir como fragmentos ou ter forma mais irregular. O exame microscópico com grande aumento é necessário para a observação da matriz e da presença e hemácias no seu interior. É altamente improvável que cilindros hemáticos estejam presentes na ausência de hematúria e de uma reação positiva na tira reagente positiva para hemoglobina.

Raramente, cilindros hemáticos podem ser observados em indivíduos saudáveis após a prática de esporte de contato extenuante.

Bibliografia Consultada

HABER MH; LINDNER LE; CIOFALO LN. Urinary casts after stress. Lab Méd; 1979 10:351-355.

STRASINGER SK; Di LORENZO MS. O exame microscópico de urina. In: Strasinger SK; Di Lorenzo MS (eds). Urinálise e Fluidos Corporais. 5ª ed. São Paulo: Livraria Médica Paulista Editora; 2009. p. 89-138.

96

A diferenciação clínica entre cistite e pielonefrite é relativamente fácil.

Em relação ao exame de urina de rotina, qual é o elemento figurado que, se observado à microscopia, auxilia na caracterização de pielonefrite?

Carmen Paz Oplustil

A presença de cilindros leucocitários na urina é indicativa de processos infecciosos ou inflamatórios no néfron, estando associada à pielonefrite, ainda que possa ser observada em processos inflamatórios agudos não bacterianos, como nefrite intersticial.

Esse tipo de cilindro constitui-se no principal marcador do exame de urina para diferenciar pielonefrite de infecção do trato urinário inferior. Sua composição celular é de neutrófilos, os quais podem ser facilmente identificados na urina nativa, mas em alguns casos pode ser necessário o uso de coloração para demonstrar as características dos núcleos.

Os cilindros leucocitários, assim como todos os demais cilindros, devem ser observados e quantificados ao exame microscópico da urina com pequeno aumento e é preciso atenção para não confundi-los com outros cilindros celulares contendo células epiteliais de transição, por exemplo.

Bibliografia Consultada

LINDNER LE; JONES RN; HABER MH. A specific cast in acute pyelonephritis. Am J Clin Pathol 1980;73:809-11.

97 Como diferenciar hemácias, leveduras, gotículas de óleo no exame microscópico do sedimento urinário?

Paula Virginia Bottini

A melhor maneira de se diferenciar gotículas de gordura, leveduras e hemácias é a análise por microscopia de contraste de fase, que facilita a visualização desses elementos.

Deve-se, sempre, observar a morfologia das estruturas. As leveduras, geralmente, apresentam tamanhos variados, são mais ovaladas que as hemácias e, ocasionalmente, podem apresentar brotamentos.

Outro critério de diferenciação é a presença, ou não, de refringência, uma vez que as gotículas de gordura são refringentes, ao contrário dos demais elementos. Além disso, gotículas de gordura podem apresentar muita variação de tamanho na mesma preparação.

Bibliografia Consultada

STRASINGER SK; Di LORENZO MS. O exame microscópico de urina. In: Strasinger SK; Di Lorenzo MS (eds). Urinálise e Fluidos Corporais. 5ª ed. São Paulo: Livraria Médica Paulista Editora; 2009. p. 89-138.

98 Em que consiste a metodologia de citometria de fluxo e quais os seus principais pontos fortes e pontos fracos?

Paula Virginia Bottini

Quando se fala em automação do exame de urina, uma das opções atualmente disponíveis no mercado são os equipamentos baseados em citometria de fluxo. Esses equipamentos baseiam-se nas características estruturais e/ou imunológicas das células e demais partículas para a identificação dos elementos presentes na urina, de maneira análoga à dos analisadores de células sanguíneas. Trata-se de um analisador totalmente automatizado que aspira a amostra de urina e, por fluorescência, cora o DNA e as membranas dos elementos formados na urina, com corantes específicos. A seguir, células, bactérias e cilindros são analisados e classificados, levando-se em consideração o volume (impedância), o tamanho (dispersão de luz) e as características tintoriais (fluorescência) nucleares e citoplasmáticas. A distinção entre hemácias e leveduras é feita de acordo com a intensidade de suas fluorescências.

A adoção de técnicas automatizadas permite melhor padronização da análise dos elementos formados na urina, eliminando o preparo prévio do sedimento urinário e a subjetividade da análise microscópica. Propicia melhor fluxo de trabalho, reduzindo o tempo de liberação das análises e, consequentemente, aumentando a produtividade. Vale lembrar que estes equipamentos podem ser interfaceados com o sistema de informática utilizado pelos laboratórios, eliminando erros de transcrição.

A automação do exame permite a identificação e contagem dos diversos elementos presentes na urina, mas apresenta limitações e necessita de um analista experiente para a análise crítica dos resultados. Amostras com contagens superiores à capacidade de classificação do equipamento, presença de elementos figurados acima dos valores de referência, cilindros patológicos, numerosos cilindros hialinos, cristais, fungos ou leveduras devem ser revisados por meio de microscopia. Os critérios de revisão também devem incluir alterações na condutividade e no padrão dos histogramas.

Bibliografia Consultada

BEN-EZRA J; BORK L; MCPHERSON RA et al. Evaluation of the Sysmex UF-100 automated urinalysis analyzer. Clin Chem 1998;44:92-5.

BOTTINI PV; GARLIPP CR. Urinálise: comparação entre microscopia óptica e citometria de fluxo. J Bras Patol Med Lab 2006;42:157-62.

KOURI T; VUOTARI L; POHJAVAARA S; LAIPPALA P et al. Preservation of urine for flow cytometric and visual microscopic testing. Clin Chem 2002;48:900-5.

99 Em que consiste a metodologia de análise de imagens digitalizadas e quais seus principais pontos fortes e pontos fracos?

Célia Regina Garlipp

Em linhas gerais, nesse tipo de metodologia, um microscópio é acoplado a uma câmera digital que registra os elementos presentes na amostra de urina. A classificação desses elementos é feita pela captura das imagens, as quais são digitalizadas e analisadas por comparação com um banco de imagens instalado no equipamento.

Os elementos figurados são classificados em hemácias, leucócitos, bactérias, cilindros hialinos, cilindros patológicos, cristais, células epiteliais, leveduras, espermatozoides e muco.

A automatização da análise morfológica da urina permite melhor padronização desse exame, com a vantagem de eliminar o preparo prévio do sedimento urinário e a subjetividade da análise microscópica. Além disso, esses equipamentos podem ser interfaceados com o sistema de informática utilizado pelos laboratórios, eliminando os erros de transcrição. Outra vantagem que essa metodologia proporciona é a otimização do fluxo de trabalho em função da redução do tempo de liberação das análises e, por conseguinte, maior produtividade.

A automação no exame de urina permite a identificação e contagem dos diversos elementos presentes na urina, porém apresenta limitações e necessita de um analista experiente para a análise crítica dos resultados. Amostras com contagens superiores à capacidade de classificação do equipamento, presença de elementos figurados acima dos valores de referência, cilindros patológicos, numerosos cilindros hialinos, cristais, fungos ou leveduras devem ser revisadas através de microscopia.

Bibliografia Consultada

LAMCHIAGDHASE P; PREECHABORISUTKUL K; LOMSOMBO-ON P. Urine sediment examination: a comparison between the manual method and the iQ200 automated urine microscopy analyzer. Clin Chim Acta 2005;358:167-74.

100 A utilização de metodologia automatizada para a realização do exame de urina implica alguma mudança nos intervalos de referência?

Adagmar Andriolo

Sim. Tanto a automação baseada na citometria de fluxo quanto a baseada na digitalização de imagens proporciona uma contagem de elementos mais fidedigna, fazendo com que os intervalos de referência devam ser adaptados. Os intervalos de referência mais frequentemente adotados são:

- Leucócitos, para homens: até 20.000/mL, para mulheres: até 30.000/mL.
- Hemácias, para homens: até 10.000/mL, para mulheres: até 12.000/mL.

Bibliografia Consultada

HAWKINS T; ROSS M; McLENNAN J et al. Urine microscopy: its clinical value. Sysmex J Int 1996;6:41-5.

YASUI Y; TATSUMI N; KOEZUKA et al. Comparison of three methods for analysis of urinary sediments. Osaka City Med J 1996;42:77-92.

REGENITER A; HAENNI V; RISCH L et al. Urine analysis performed by flow cytometry: reference range determination and comparison to morphological findings dipstick chemistry and bacterial culture results – a multicenter study. Clin Nephrol 2001;5:384-92.

IV

METODOLOGIA

101 Quais são os métodos disponíveis no laboratório clínico para se realizar determinação da densidade urinária?

Alvaro Pulchinelli Jr.

No laboratório clínico são utilizados quatro métodos de medida de densidade da urina: tira reagente, refratômetro, urinômetro e o método da gota que cai.

As tiras reagentes são, atualmente, a forma mais comum de medida de densidade urinária. O princípio baseia-se na mudança de cor de polieletrólitos impregnados na área reagente da tira pela variação do pH. Os íons da urina, ao entrarem em contato com os polieletrólitos, fazem com que o pK (e consequentemente o pH) abaixe. Uma solução indicativa de cor mostra esta variação, e a intensidade da variação da cor é traduzida em densidade. Este método não sofre alterações com a presença de glicose, proteínas ou contrastes radiológicos.

O refratômetro clínico exige apenas algumas gotas de urina para a determinação da densidade. O índice de refração é proporcional à quantidade de solutos dissolvidos na amostra, portanto também proporcional à densidade. O ajuste básico necessário diário é a verificação da calibração do instrumento com água destilada, onde a leitura deve ser 1. Para leitura, deve-se aplicar uma gota de urina na base chanfrada do aparelho e, apontando-se para uma fonte de luz, ajustar a leitura da escala até o foco, fazendo-se a leitura direta.

O urinômetro é um hidrômetro adaptado à medida da densidade. Deve ser observada a temperatura da amostra, que altera a densidade. É necessário um volume mínimo de 15mL. Correções devem ser feitas também em relação à concentração de glicose e de proteínas eventualmente presentes na amostra.

O método da gota que cai é mais preciso que o refratômetro e mais exato que o urinômetro. Consiste em uma coluna preenchida com uma mistura de água e óleo. Ao introduzirmos uma gota de urina da coluna esta se desloca por gravidade na solução e interrompe dois feixes de luz consecutivos. A primeira interrupção ativa o cronômetro e a segunda o desliga. O intervalo de tempo entre estas duas interrupções é correlacionado com a densidade da urina.

Bibliografia Consultada

CHADHA V; GARG U; ALON US. Measurement of urinary concentration: a critical appraisal of methodologies. Pediatr Nephrol 2001;16:374-82.

FUELLER CN; THREATTE GA; HENRY JB. Exame básico de urina. In: Henry JB. Diagnósticos Clínicos e Tratamento por Métodos Laboratoriais. 20ª ed. São Paulo: Manole; 2008. p. 427-70.

102

Em exame de rotina de uma amostra de urina, foi observada uma densidade cuja leitura ultrapassa a escala do refratômetro, que tem como limite 1,035. É realizada uma diluição da amostra de 1:4 com água destilada e repetida a determinação da densidade. O novo resultado é 1,015.

Qual é a densidade real da amostra? Como poderia ser obtida a densidade dessa amostra sem diluí-la?

Adagmar Andriolo

A refratometria é uma estimativa indireta da densidade por medição de índice de refração da urina. O índice de refração é a razão entre a velocidade da luz no ar e em uma solução.

Como a leitura ultrapassou a escala do refratômetro, a urina deve ser diluída com água destilada e o novo resultado deve ser corrigido pelo fator de diluição. Como a diluição foi de 1:4, a correção é feita multiplicando-se a fração milesimal da leitura por 4 e somando-se o resultado à unidade. No caso em questão, o resultado com a amostra diluída foi de 1,015, então, $1 + (0,015 \times 4) = 1,060$.

Uma alternativa para a determinação da densidade nesta amostra, sem diluição, seria com o uso de tira reagente, uma vez que esta metodologia é minimamente afetada pela concentração de glicose, proteínas, manitol ou contraste radiográfico.

Bibliografia Consultada

CHADHA V; GARG U; ALON US. Measurement of urinary concentration: a critical appraisal of methodologies. Pediatr Nephrol 2001;16:374-82.

FUELLER CN; THREATTE GA; HENRY JB. Exame básico de urina. In: Henry JB. Diagnósticos Clínicos e Tratamento por Métodos Laboratoriais. 20ª ed. São Paulo: Manole; 2008. p. 427-70.

103

Em exame de urina de rotina, foi observada uma densidade de 1,050. As pesquisas de glicose e de proteína foram positivas, com os resultados de 20g/L e 5g/L, respectivamente.

Qual a correção necessária para que a densidade real possa ser liberada?

Adagmar Andriolo

A presença de proteína ou de glicose na urina, em concentrações elevadas, provoca aumento desproporcional na densidade, quando esta é determinada por refratometria e requer o uso de fatores de correção. A correção é feita pela subtração de 0,003 e 0,004 unidade para cada 10g de proteína/L e de glicose, respectivamente.

No caso em questão, a correção necessária consiste na subtração de 0,006 unidade devido à presença de 20g/L de glicose e de 0,002 devido à presença de 5g/L de proteínas. Dessa forma, o resultado lido de 1,050 corresponde à densidade de 1,042.

Bibliografia Consultada

CHADHA V; GARG U; ALON US. Measurement of urinary concentration: a critical appraisal of methodologies. Pediatr Nephrol 2001;16:374-82.

FUELLER CN; THREATTE GA; HENRY JB. Exame básico de urina. In: Henry JB. Diagnósticos Clínicos e Tratamento por Métodos Laboratoriais. 20ª ed. São Paulo: Manole; 2008. p. 427-70.

IV. METODOLOGIA

104 Quais são os métodos disponíveis no laboratório clínico para a determinação da osmolalidade?

Carlos Eduardo dos Santos Ferreira
Lais Pinto de Almeida

A osmolalidade é definida como o número de moles de um soluto por quilo de água. Sempre que ocorre aumento da osmolalidade de uma solução, ocorre alteração das propriedades coligativas, ou seja, das propriedades físicas relacionadas entre si: pressão osmótica, ponto de ebulição e pressão de vapor. A osmolalidade do soro, plasma ou urina é determinada pela osmometria. Essa se baseia nas alterações da mensuração nas propriedades coligativas das soluções que ocorrem quando das variações das concentrações de partículas: a elevação da osmolalidade leva ao aumento da pressão osmótica, aumento do ponto de ebulição, diminuição do ponto de congelamento e diminuição da pressão de vapor.

Os métodos laboratoriais utilizados para a determinação da osmolalidade incluem a depressão do ponto de congelamento em osmômetro e o osmômetro de pressão de vapor.

O osmômetro de depressão do ponto de congelamento é constituído por uma câmara contendo um agitador e um termostato, conectado a um aparelho de leitura. A amostra biológica a ser testada é resfriada, rapidamente, muitos graus abaixo do seu ponto de congelamento, na câmara com anticoagulante. O agitador inicia o congelamento. À medida que os cristais de gelo vão formando-se, o calor de fusão é liberado na solução. Essa taxa de calor atinge equilíbrio com a taxa de calor removido pela temperatura mais baixa da câmara. Uma vez atingido o equilíbrio, este permanece constante por alguns minutos e é detectado pelo termostato. O equipamento de leitura realiza a conversão desses dados e a osmolalidade é expressa em miliosmóis por quilo de água.

O osmômetro de pressão de vapor baseia-se na diminuição da temperatura de formação de orvalho do solvente puro, causado pela redução na pressão de vapor do solvente pelo soluto. A amostra é absorvida em um pequeno disco de papel-filtro, que é inserido em um recipiente fechado. Um termopar é inserido na câmara e resfriado eletricamente abaixo do ponto de orvalho. Esse ponto de orvalho é a temperatura atmosférica na qual a água começa a condensar. Em seguida, a temperatura começa a aumentar até o ponto de orvalho e a água para de condensar. Quando a temperatura é estabilizada, compara-se à temperatura inicial da câmara. Essa medida é proporcional à pressão de vapor do líquido em evaporação do papel-filtro.

O osmômetro de pressão é mais simples e requer menores volumes de amostra, no entanto, as grandes desvantagens do osmômetro de pressão de vapor em relação ao de depressão do ponto de congelamento são sua aparente menor acurácia e incapacidade de incluir, em sua medição, qualquer soluto volátil presente na solução, como etanol, metanol ou isopropanol, que aumenta a pressão de vapor em vez de diminuí-la. Assim, esse instrumento não deve ser utilizado quando da presença de distúrbios acidobásicos.

Bibliografia Consultada

KLUTTS JC; SCOTT MG. Physiology and disorders of water, electrolytes and acid-base metabolism. In: Burtis CA; Ashwood ER; Bruns DE (eds). Tietz Textbook of Clinical Chemistry and Molecular Diagnostics. 4th ed. St. Louis: Elsevier Saunders; 2006. Cap. 46, p. 1747-76.

OH MS. Evaluation of renal function, water, electrolytes and acid-base balance. In: McPherson RA; Pincus MR. Henry´s Clinical Diagnosis and Management by Laboratory Methods. 21st ed. Philadelphia: Saunders Elsevier; 2007. Cap. 14, p. 147-69.

105 Como a capacidade de concentração/ diluição urinárias pode ser avaliada no laboratório?

Carlos Eduardo dos Santos Ferreira
Lais Pinto de Almeida

A capacidade renal em manter a concentração/diluição urinárias depende, fundamentalmente, da boa funcionalidade tubular e da sua responsividade ao hormônio antidiurético (HAD). A concentração urinária é função do número de partículas de soluto por unidade de volume. A capacidade de concentração urinária pode ser avaliada pela osmolalidade e pela densidade específica. O método mais acurado é a determinação da osmolalidade.

A osmolalidade é definida como o número de moles de um soluto por quilo de água. Sempre que ocorre aumento da osmolalidade de uma solução, ocorre alteração das propriedades coligativas, ou seja, das propriedades físicas relacionadas entre si: pressão osmótica, ponto de ebulição e pressão de vapor. A osmolalidade do soro, plasma ou urina é determinada pela osmometria. Essa se baseia nas alterações da mensuração nas propriedades coligativas das soluções que ocorrem quando das variações das concentrações de partículas: a elevação da osmolalidade leva ao aumento da pressão osmótica, aumento do ponto de ebulição, diminuição do ponto de congelamento e diminuição da pressão de vapor.

Os métodos laboratoriais utilizados para a determinação da osmolalidade são a depressão do ponto de congelamento em osmômetro e o osmômetro de pressão de vapor. O método de preferência é a utilização do osmômetro de depressão do ponto de congelamento.

Se um osmômetro não está disponível, a concentração urinária pode ser determinada pela gravidade específica. Esta é definida como a massa da solução comparada à massa de igual volume de água destilada. Sendo, portanto, proporcional à osmolalidade da solução. A densidade

IV. METODOLOGIA

específica urinária normal varia de 1,003 a 1,035, refletindo concentração/diluição do filtrado glomerular. Os métodos disponíveis para sua determinação são a medição por refratômetro, hidrômetro e as tiras reagentes.

O refratômetro requer apenas algumas gotas de urina e baseia-se no índice de refração. Ou seja, a razão entre a velocidade da luz no ar e a velocidade da luz em uma solução. Essa razão é diretamente proporcional ao número de partículas dissolvidas na solução. Uma escala de leitura no instrumento é calibrada para converter os dados na densidade específica da urina avaliada.

O hidrômetro ou urinômetro é um dispositivo flutuador, com uma escala graduada em sua haste. Ele deve ser submergido na urina a ser avaliada, em uma proveta, em seguida, emergindo, indicando a densidade.

As tiras reagentes determinam a densidade quimicamente. Baseiam-se em uma modificação do pKa de certos eletrólitos em relação à concentração iônica. O reagente na fita é sensível ao número de íons da amostra urinária. Assim, um indicador muda de cor, a depender da concentração iônica, e essa cor gerada é traduzida na densidade específica.

Bibliografia Consultada

KLUTTS JC; SCOTT MG. Physiology and disorders of water, electrolytes and acid-base metabolism. In: Burtis CA; Ashwood ER; Bruns DE (eds). Tietz Textbook of Clinical Chemistry and Molecular Diagnostics. 4th ed. St. Louis: Elsevier Saunders; 2006. Cap. 46, p. 1747-76.

OH MS. Evaluation of renal function, water, electrolytes and acid-base balance. In: McPherson RA; Pincus MR (eds). Henry´s Clinical Diagnosis and Management by Laboratory Methods. 21st ed. Philadelphia: Saunders Elsevier; 2007. Cap. 14, p. 147-69.

106 Quais os métodos laboratoriais mais indicados para a dosagem de eletrólitos no soro e na urina?

Carlos Eduardo dos Santos Ferreira
Lais Pinto de Almeida

Os eletrólitos podem ser classificados de acordo com sua carga elétrica em ânions, carregados negativamente, e cátions, carregados positivamente. Os eletrólitos incluem Na^+, K^+, Ca^{2+}, Mg^{2+}, Cl^-, HCO_3^-, $H_2PO_4^-$, $H_2PO_4^{2-}$, SO_4^{2-} e alguns íons orgânicos. Os principais eletrólitos – Na^+, K^+, Cl^-, HCO_3^- – ocorrem na forma livre, em contraste com os outros que possuem uma fração significativa ligada às proteínas. Comumente, referimos a eles como o perfil de eletrólitos.

O sódio e o potássio podem ser determinados por espectrofotometria de absorção atômica, espectrofotometria de emissão de chama, eletrodo íon seletivo e espectrofotometria. O cloreto, por sua vez, pode ser dosado por titulação colorimétrica-amperométrica e por eletrodo íon seletivo.

O método mais amplamente utilizado em laboratório, atualmente, é o eletrodo íon seletivo, que consiste de uma fina membrana localizada entre a amostra biológica e um eletrodo, impregnada com um ionóforo, que se liga especificamente com o eletrólito a ser medido. Quando o íon se liga ao ionóforo, uma pequena voltagem é gerada, proporcional à atividade do íon. A atividade é dependente da força iônica da matriz que contém o íon. Assim sendo, ela é sempre inferior à concentração, porém essa diferença é irrelevante, uma vez que a força iônica do soro/plasma é constante.

Outros métodos têm importância histórica e descreveremos brevemente a seguir:

Fotômetro de chama – é o método de referência, mas é impraticável em grandes rotinas. A amostra é injetada em uma chama de propano, que excita elétrons nos íons a serem mensurados. Os íons emitem luz em um comprimento de onda característico quando retornam ao estado de repouso.

Espectrofotometria por emissão de chama – amostras são diluídas em um diluente contendo quantidades conhecidas de lítio e aspiradas em chama de propano. O sódio e o potássio emitem um feixe de luz com 589 e 768nm de comprimento de onda, respectivamente, captados por filtros e fotodetectores e que são comparados com a onda de 671nm emitida pelo lítio.

Titulação colorimétrica-amperométrica – a determinação do Cl^- depende da geração de Ag^+ em uma taxa constante, a partir de um eletrodo de prata e na reação do Ag^+ com o Cl^- na amostra para formar $AgCl$ insolúvel. Após o ponto estequiométrico, forma-se um excesso de prata que pode ser medido eletroquimicamente, sinalizando o final da reação. Como a corrente elétrica aplicada é constante, a quantidade de Ag^+ gerada é proporcional ao tempo de reação, que é proporcional a quantidade de Cl– na amostra.

Bibliografia Consultada

KLUTTS JC; SCOTT MG. Physiology and disorders of water, electrolytes and acid-base metabolism. In: Burtis CA; Ashwood ER; Bruns DE (eds). Tietz Textbook of Clinical Chemistry and Molecular Diagnostics. 4th ed. St. Louis: Elsevier Saunders; 2006. Cap. 46, p. 1747-76.

OH MS. Evaluation of renal function, water, electrolytes and acid-base balance. In: McPherson RA; Pincus MR (eds). Henry´s Clinical Diagnosis and Management by Laboratory Methods. 21st ed. Philadelphia: Saunders Elsevier; 2007. Cap. 14, p. 147-69.

107 Quais são as metodologias mais comumente usadas para a dosagem da creatinina no soro e quais são suas principais limitações?

Flavio Ferraz de Paes e Alcântara

Existem três grandes famílias de métodos para a dosagem de creatinina: colorimétricos, enzimáticos e, mais recentemente, a espectrometria de massas.

A dosagem de creatinina no soro, historicamente, foi iniciada com a reação de Jaffe, ou reação do picrato alcalino, um método colorimétrico. A maioria dos analisadores automáticos utiliza variações dessa reação. Numerosas modificações foram introduzidas buscando minimizar o efeito de interferentes, diminuir o tempo de reação e permitir a automatização da análise. Existem, atualmente, mais de 100 diferentes protocolos da reação de Jaffe, com distintos desempenhos.

Os métodos enzimáticos surgiram com o conhecimento do papel biológico da creatinina e das vias metabólicas das quais ela participa. São usadas as enzimas que participam na fosforilação, em geral terminando com uma reação de Trinder. As reações enzimáticas, embora não imunes, são menos influenciadas por interferentes e, em concentrações baixas, fornecem resultados mais exatos que os obtidos por métodos colorimétricos.

Dentre os métodos físicos, destacam-se a cromatografia em papel, a cromatografia líquida de alta pressão, a eletroforese capilar, a cromatografia gasosa-espectrometria de massas e, mais recentemente, a espectrometria de massas com diluição isotópica.

IV. METODOLOGIA

Bibliografia Consultada

DELANGHE JR; SPEECKAERT MM. Creatinine determination according to Jaffe – what does it stand for? NDT Plus 2011;4:83-86.

National Kidney Foundation. K/DOQI Clinical Practice Guidelines for Chronic Kidney Disease: evaluation, classification and stratification. Am J Kidney Dis 2002;39:S1-S266.

PANTEGHINI M. Enzymatic assays for creatinine: time for action. Scand J Clin Lab Invest 2008;68(S241):84-8.

108 O que é espectrometria de massas com diluição isotópica e como esta metodologia pode auxiliar na padronização da dosagem de creatinina?

Flavio Ferraz de Paes e Alcântara

Espectrometria de massas é um método que analisa a relação massa atômica:carga de partículas ionizadas, durante sua passagem por um campo eletromagnético. Isso permite estabelecer o peso molecular dos vários constituintes de uma amostra biológica, após seu fracionamento.

Na espectrometria de massas, é feita a análise de cada uma das massas atômicas dos constituintes de uma solução, após sua distribuição nos vários espectros (faixas) possíveis de peso atômico (massas). Assim, todas as moléculas constituintes de uma solução são analisadas, de acordo com seu espectro de peso (massa) em uma dada faixa espectral.

A diluição isotópica refere-se ao controle interno da reação, o qual consiste em diluição de um isótopo da molécula que está sendo analisada. Este recurso é a melhor maneira de se controlar o que está sendo medido, tanto em sua especificidade, mostrando o peso molecular de uma molécula análoga, quanto na exatidão, atuando como um padrão de quantificação.

Bibliografia Consultada

THIENPONT LM. Candidate reference method for determining serum creatinine by isocratic HPLC: validation with isotope dilution gas chromatography-mass spectrometry and application for accuracy assessment of routine test kits. Clin Chem 1995;41:995-1003.

IV. METODOLOGIA

109 Quais são as metodologias mais comumente utilizadas para a dosagem da cistatina C no soro e quais são suas principais limitações?

Flavio Ferraz de Paes e Alcântara

A cistatina C é analisada, principalmente, por métodos imunológicos. Quando se introduziu o primeiro método de imunoturbidimetria ampliada por partículas (*latex-particle enhanced immunoturbidimetric assays* – PETIA), foi percebido que os resultados eram influenciados por hipertrigliceridemia, ou turbidez na amostra, causada por quilomicronemia, a qual pode produzir resultados tanto falso-positivos como falso-negativos, e foi sugerido que isto seria uma causa para a relativamente ampla variabilidade biológica relatada para cistatina C. Também foi demonstrado que o fator reumatoide interfere com os métodos de turbidimetria ampliada por partículas, produzindo resultados erroneamente altos.

Posteriormente, surgiram métodos nefelométricos (*particle-enhanced nephelometric immunoassay* – PENIA), que têm desempenho ligeiramente superior.

Bibliografia Consultada

NEWMAN DJ. Cystatin C. Ann Clin Biochem 2002;39:89-104.

STOWE H; LAWRENCE D; NEWMAN D et al. Analytical performance of a particle-enhanced nephelometric immunoassay (PENIA) for serum cistatin C using rate analysis. Clin Chem 2001;47:1482-5.

110 Em que consiste o exame eletroforese de proteínas?

Nairo Massakazu Sumita

A eletroforese de proteínas é um método laboratorial de triagem que permite a separação das principais proteínas presentes no organismo humano. Na eletroforese, em gel de agarose, as proteínas são separadas de acordo com suas respectivas cargas elétricas, utilizando-se das forças eletroforéticas e eletroendosmóticas presentes no sistema. As separações são visualizadas com um corante específico para proteínas e observa-se a separação de cinco frações proteicas: albumina, alfa-1-globulinas, alfa-2--globulinas, betaglobulinas e gamaglobulinas. A eletroforese capilar é uma técnica de separação eletroforética baseada nas diferenças da relação carga/massa das diversas proteínas, através da dissociação em pH constante dos grupos ácidos no soluto. Os resultados da eletroforese de proteínas são expressos sob forma percentual e de concentração das diversas frações e também na forma gráfica.

A separação eletroforética das proteínas pode ser aplicada em diversos materiais biológicos, sendo o soro e a urina as amostras mais comumente utilizadas e têm por objetivo demonstrar a presença de alguma proteína anormal.

Bibliografia Consultada

KARCHER R; LANDERS JP. Electrophoresis. In: Burtis CA; Ashwood ER; Bruns DE (eds). Tietz Textbook of Clinical Chemistry and Molecular Diagnostics. 4th ed. St. Louis: Elsevier Saunders, 2006. Cap. 5, p. 121-40.

111 Quais são as metodologias disponíveis para a quantificação de microalbuminúria?

Cristina Khawali

O primeiro método de radioimunoensaio para a medida da albuminúria, o qual permitiu quantificar níveis de miroalbuminúria que eram indetectáveis utilizando métodos convencionais, foi desenvolvido em 1963. Com base neste ensaio, posteriormente, foram desenvolvidos ensaios quantitativos imunocromatográficos, imunoturbidimétricos, por imunodifusão radial, imunofelométricos, imunoensaios colorimétricos e imunoquimioluminescentes, até o desenvolvimento recente de cromatografia líquida de alta precisão (HPLC).

O radioimunoensaio, os ensaios imunocromatográficos, os imunoensaios colorimétricos e os imunoquimioluminescentes são métodos que estão fundamentados na ligação da albumina urinária a um anticorpo antialbumina e desse imunocomplexo a um segundo anticorpo adicionado posteriormente, e conjugados a radioisótopos ou a enzimas para a reação colorimétrica final. A contagem da radiação, a medida da intensidade de coloração ou da precipitação obtidas é proporcional à concentração de albumina urinária.

Nos métodos de imunoturbidimetria, por imunodifusão radial e imunonefelométricos, ocorre apenas uma interação antígeno-anticorpo. Quando o anticorpo antialbumina se liga à albumina, ocorre turvação ou precipitação do meio capaz de ser detectada e mensurada a 340nm. A absorbância medida é diretamente proporcional à concentração do analito na amostra.

Entre os métodos descritos para a dosagem de albumina na urina, um dos mais utilizados na rotina laboratorial é a imunoturbidimetria, pois apresenta sensibilidade e especificidade adequadas para o diagnóstico de nefropatia diabética. Este método é facilmente automatizado e possui um custo razoável.

Bibliografia Consultada

LARA GM. Nefropatia diabética: aspectos laboratoriais da determinação da albuminúria. Porto Alegre, 2006. Tese (mestrado). Faculdade de Medicina, Universidade Federal do Rio Grande do Sul.

REIS MM. Testes imunológicos: manual ilustrado para profissionais da saúde. Porto Alegre, RS: AGE; 1998.

112 Que análise química qualitativa pode ser realizada para confirmar a presença de cistina na urina?

Adagmar Andriolo

O exame de triagem para cistina é realizado pelo teste do cianeto-nitroprussiato. Neste teste, dois tubos de ensaio devem ser identificados como amostra e controle.

Pipetar 0,5mL da amostra de urina a ser testada e 0,5mL de urina controle em cada um deles, respectivamente. A amostra utilizada como controle é obtida pela dissolução de 10mg de cistina em 20mL de ácido clorídrico 0,1N, completando-se o volume para 100mL com urina de indivíduos normais.

Adicionar 4 gotas de uma solução de cianeto de sódio a 5% a cada tubo.

Homogeneizar e deixar em repouso por 10 minutos. Adicionar 2 gotas de solução de nitroprussiato de sódio a 5% em cada tubo e homogeneizar.

O aparecimento de cor vermelha mais intensa no tubo contendo a urina a ser testada indica presença de quantidade elevada de cistina ou homocistina, uma vez que este teste não discrimina estes dois aminoácidos.

Reações falso-positivas podem ocorrer na presença de corpos cetônicos e homocistina e reações falso-negativas podem ser observadas em urinas muito ácidas ou muito alcalinas. Os reagentes utilizados são tóxicos e instáveis, devendo ser preparados no dia do uso. A amostra controle deve ser aliquotada em porções de 0,5mL e mantida congelada, até o momento de uso.

A cistina pode ser discriminada da homocistina repetindo-se o teste, utilizando nitroprussiato de prata em vez da solução de cianeto de sódio. Se a homocistina estiver presente, a solução desenvolverá cor rosa púrpura. Se apenas a cistina estiver presente, não haverá desenvolvimento de cor.

Bibliografia Consultada

SEGAL S; THIER SD. Cystinuria. In: Scriver CR; Beaudet AL; Sly WS; Valle D (eds). The Metabolic Basis of Inherited Disease. 6th ed. New York: McGraw-Hill; 1989. Cap. 99, p. 2479-96.

113 Qual metodologia pode ser utilizada para a dosagem de cistina na urina?

Adagmar Andriolo

A dosagem de cistina é realizada em amostra de urina de 24 horas, sendo que a urina deve permanecer refrigerada durante todo o tempo de coleta e até a realização do exame. Ainda que não seja regra geral, alguns autores recomendam a adição de ácido bórico, na concentração de 5mg para cada 30mL de urina. É preciso atenção, pois, quando este procedimento é adotado, a mesma amostra não deve ser utilizada para a dosagem concomitante de ácido úrico.

A cistina pode ser dosada pelo mesmo método colorimétrico do cianeto-nitroprussiato, por cromatografia em camada delgada, por cromatografia líquida ou de troca iônica ou, mais recentemente, por espectrometria de massas.

O intervalo de referência para a cistina urinária, para o método colorimétrico é de 10 a 100mg/24h. Métodos mais específicos, como o de cromatografia gasosa, com detecção por ionização de chama (CG/FID) possuem valores mais baixos, entre 4,8 e 48,1mg/24h.

Convém notar que, em algumas publicações, os valores de cistina são expressos em micromóis. Para a conversão de unidades, pode ser aplicado um fator, de acordo com a fórmula: mg = microMol × 8,33.

Bibliografia Consultada

ANDRIOLO A; BISMARCK ZF. Rins e vias urinárias. In: Andriolo A (org). Guias de Medicina Ambulatorial e Hospitalar. UNIFESP/Escola Paulista de Medicina – Medicina Laboratorial. 2ª. ed. São Paulo: Manole; 2008. Cap. 27 p. 243-66.

FERRAZ RRN; BAXMANN AC; FERREIRA LG et al. Preservation of urine samples for metabolic evaluation of stone – forming patients. Urol Res 2006;34:329-37.

SEGAL S; THIER SD. Cystinuria. In: Scriver CR; Beaudet AL; Sly WS; Valle D (eds). The Metabolic Basis of Inherited Disease. 6th ed. New York: McGraw-Hill; 1989. Cap. 99, p. 2479-96.

114 Como é realizado o teste de Watson-Schwartz?

Adagmar Andriolo
Armando Alves da Fonseca

O teste de Watson-Schwartz, também conhecido como reação do aldeído qualitativa de Ehrlich, tem a finalidade de quantificar urobilinogênio e porfobilinogênio presentes na urina. Uma forma simplificada deste teste, utilizando as propriedades de solubilidade destes compostos em clorofórmio e butanol, pode ser adaptada para a realização da pesquisa diferenciada de urobilinogênio e porfobilinogênio.

Preparar uma solução contendo 2g de 4-dimetilaminobenzaldeído em 100mL de ácido clorídrico 6N.

Misturar 1mL de urina recém-emitida com 1mL da solução de dimetilaminobenzaldeído em um tubo de ensaio. Agitar e deixar em repouso por alguns minutos. A presença de porfobilinogênio e/ou urobilinogênio é detectada se a solução assumir coloração rósea ou vermelha.

Adicionar 2mL de clorofórmio, agitar e deixar em repouso por alguns minutos. Formarão duas camadas. Se a porfobilinogênio estiver presente em concentração elevada, a camada aquosa, superior, assumirá a cor rósea ou vermelha. É importante que a cor rósea se desenvolva apenas nesta camada.

Caso a amostra contenha concentração muito elevada de porfobilinogênio ou de urobilinogênio, ambas as camadas ficarão coradas. Neste caso, transferir a camada superior com uma pipeta para um novo tubo, acrescentar mais 2mL de clorofórmio, agitar e deixar em repouso por alguns minutos. Se o porfobilinogênio estiver presente em concentração elevada, a camada aquosa, superior, assumirá a cor rósea ou vermelha. É importante que a cor rósea se desenvolva apenas nesta camada.

Se apenas a camada inferior ficar corada, significa que só o urobilinogênio está elevado e o teste deve ser considerado negativo.

Bibliografia Consultada

DEACON AC; WHATLEY SD. Porphyrins and disorders of porphyrin metabolism. In: Burtis CA; Ashwood ER; Bruns DE (eds). Tietz Textbook of Clinical Chemistry and Molecular Diagnostics. 4th ed. St. Louis: Elsevier Saunders; 2006. Cap. 32, p. 1209-35.

WATSON CJ; SCHWARTZ S. A simple test for urinary porphobilinogen. Proc Soc Exp Biol 1941;47:393-4.

115 Como a diferença individual na interpretação da cor desenvolvida nas áreas reativas pode ser superada e qual a metodologia empregada?

Adagmar Andriolo

A subjetividade e as diferenças na capacidade de discriminação visual de diferentes tonalidades de cores foram reduzidas pelo desenvolvimento de equipamentos que medem a intensidade da cor das tiras reagentes. Estes equipamentos utilizam a medição da luz refletida, denominada fotometria por reflectância. Um feixe de luz monocromática é direcionado para a área reagente e a luz refletida atinge um fotodetector e um conversor analógico ou digital. O sistema eletrônico compara a intensidade de luz refletida com concentrações conhecidas, quantificando a amostra.

Estes aparelhos incluem leitores de tiras individuais, analisadores semiautomáticos, analisadores bioquímicos totalmente automatizados. Os semiautomatizados são dependentes de um operador para a homogeneização da amostra, imersão da tira reagente na urina. Os analisadores totalmente automatizados adicionam urina à tira reagente.

Bibliografia Consultada

European Urinalysis Guidelines. European Confederation of Laboratory Medicine – European Urinalysis Group. Scand J Clin Invest 2000;60:1-96.

V

DOENÇAS RENAIS

116

Um pré-adolescente foi acometido de infecção de garganta e desenvolveu edema e hematúria. Os resultados dos exames laboratoriais incluem ureia 75mg/dL e o teste de antiestreptolisina O (ASLO) positivo. Os resultados do exame de urina são: cor – vermelha; aspecto – turvo; densidade – 1,020; pH – 5,0; pesquisa de proteínas – 3+; pesquisa de hemoglobina fortemente positiva; pesquisa de esterase leucocitária – traços. Ao exame microscópico, foram observados 100 hemácias, com dismorfismo evidente, 10 leucócitos por campo e raros cilindros granulosos e hemáticos.

Que doença estes resultados e a história clínica sugerem?

Gianna Mastroianni Kirsztajn

Chamam a atenção, no quadro clínico-laboratorial, os seguintes aspectos: a faixa de idade do paciente e o relato de infecção de vias aéreas superiores que antecede o aparecimento de manifestações de doença renal. Seria importante, para estabelecer diagnósticos diferenciais, interrogar sobre o intervalo de tempo entre a instalação do quadro infeccioso e o surgimento de edema e hematúria macroscópica. A conjunção de achados clínico-laboratoriais indica tratar-se de uma síndrome nefrítica. Entre as características dessa síndrome, estão presentes hematúria glomerular, que pode ser macroscópica e microscópica, ou só microscópica, redução de filtração glomerular, evidenciada pela elevação de ureia, e edema; outros constituintes dessa síndrome que poderiam ou não estar presentes são hipertensão arterial sistêmica e oligúria. Como se observa ASLO em níveis elevados, a principal suspeita é de glomerulonefrite pós-estreptocócica, comumente referida como GNDA (glomerulonefrite difusa aguda).

Bibliografia Consultada

MASTROIANNI KIRSZTAJN G. Síndrome nefrítica aguda. In: Mastroianni Kirsztajn G. Glomerulopatias: manual prático. São Paulo: Balieiro; 2011. p. 40-3.

117 Qual é o significado das hemácias dismórficas observadas no exame microscópico da urina relatado na pergunta 116?

Gianna Mastroianni Kirsztajn

A presença de dismorfismo eritrocitário tem sensibilidade e especificidade elevadas para a definição da origem glomerular de um sangramento urinário, embora não possa ser considerado um achado patognomônico de hematúria glomerular.

Vale ressaltar que, no exame de urina do paciente referido na questão anterior, também foram observados cilindros hemáticos, que se constituem em indicadores importantes da origem glomerular da hematúria.

Bibliografia Consultada

MASTROIANNI KIRSZTAJN G. Laboratório. In: Mastroianni Kirsztajn G. Discutindo Casos Clínicos: doenças renais. São Paulo: Balieiro; 2012. p. 23-33.

118 Em relação ao caso apresentado na pergunta 116 qual é o significado do número de leucócitos?

Gianna Mastroianni Kirsztajn

Não consideramos que o número de leucócitos esteja particularmente elevado neste caso. De fato, diante de uma provável glomerulonefrite proliferativa, que é um quadro de natureza iminentemente inflamatória, o encontro de leucocitúria decorrente deste componente é esperado; os leucócitos estão sendo perdidos na urina, assim como as hemácias. Deve ficar claro que, neste caso, a leucocitúria não é um indício de infecção do trato urinário, refletindo apenas o processo inflamatório que se encontra em andamento nos glomérulos.

Bibliografia Consultada

MASTROIANNI KIRSZTAJN G. Síndrome nefrítica aguda. In: Mastroianni Kirsztajn,G. Glomerulopatias: manual prático. São Paulo: Balieiro; 2011. p. 40-3.

119 Qual é o prognóstico do paciente descrito na pergunta 116?

Gianna Mastroianni Kirsztajn

Considerando-se que se trata de uma glomerulonefrite aguda, secundária a um quadro infeccioso que já foi debelado, o prognóstico, de modo geral, é muito bom. O paciente deve recuperar a função renal, a hipertensão arterial, assim como as demais manifestações clínicas, e as alterações urinárias devem desaparecer ao longo de semanas ou meses. É preciso lembrar, entretanto, que, apesar da natureza autolimitada da doença glomerular e prognóstico usualmente favorável, a síndrome nefrítica por glomerulonefrite pós-estreptocócica pode cursar com complicações, como hipertensão arterial de gravidade variável e até com encefalopatia hipertensiva, insuficiência cardíaca, edema agudo de pulmão e insuficiência renal aguda ou rapidamente progressiva. De modo que o bom prognóstico vai depender da peculiaridade da apresentação da doença e da condução adequada do tratamento das eventuais complicações de cada caso.

Bibliografia Consultada

MASTROIANNI KIRSZTAJN G. Síndrome nefrítica aguda. In: Mastroianni Kirsztajn, G. Glomerulopatias: manual prático. São Paulo: Balieiro; 2011. p. 40-3.

120

Um homem refere história de vários episódios de hematúria macroscópica nos últimos 20 anos, sempre foram associados à prática de exercício físico. Recentemente, a hematúria macroscópica desapareceu, permanecendo hematúria microscópica e assintomática. Os resultados de exames laboratoriais incluem: ureia – 185mg/dL; creatinina – 4,5mg/dL; depuração de creatinina – 20mL/min; cálcio sérico – 8mg/dL; fósforo sérico – 6mg/dL; e IgA sérica – 640mg/dL. Os resultados do exame de urina são: cor – vermelha; aspecto – ligeiramente turvo; densidade – 1,010; pH – 6,5; dosagem de proteínas – 300mg/dL e de glicose – 250mg/dL; pesquisa de hemoglobina fortemente positiva; pesquisa de esterase leucocitária – traços. Ao exame microscópico foram observados mais de 100 hemácias, 10 leucócitos por campo, alguns cilindros hialinos e granulosos e raros cilindros céreos.

Qual a doença específica que estes resultados e a história do paciente sugerem?

Gianna Mastroianni Kirsztajn

Diante de quadros de hematúria glomerular com apresentação macro e/ou microscópica, entre os diagnósticos diferenciais, destaca-se a possibilidade de nefropatia por IgA ou doença de Berger. Também se poderia pensar em nefropatia de membrana fina e doença de Alport, particularmente se houvesse relato de história familiar de hematúria na primeira condição ou de doença renal crônica em estágio avançado.

Bibliografia Consultada

MASTROIANNI KIRSZTAJN G. Hematúrias. In: Mastroianni Kirsztajn, G. Discutindo Casos Clínicos: doenças renais. São Paulo: Balieiro; 2012. p. 43-59.

121 Qual exame laboratorial é mais útil para o diagnóstico de nefropatia por IgA ou doença de Berger?

Gianna Mastroianni Kirsztajn

Não existem exames laboratoriais que permitam concluir, em definitivo, que se trata de nefropatia por IgA. O diagnóstico de certeza só é obtido pela realização de biópsia renal, com análise por microscopia de imunofluorescência, na qual se detectam depósitos predominantes de imunoglobulina A. A dosagem de IgA sérica não tem poder discriminatório para esse fim, e pode estar normal em boa parte dos casos.

Bibliografia Consultada

MASTROIANNI KIRSZTAJN G. Hematúrias. In: Mastroianni Kirsztajn, G. Discutindo Casos Clínicos: Doenças Renais. São Paulo: Balieiro; 2012. p. 43-59.

122 Quais são os diagnósticos adicionais que a condição do paciente referido na pergunta 120 sugere?

Gianna Mastroianni Kirsztajn

O paciente apresenta diversas alterações laboratoriais que permitem o diagnóstico de doença renal crônica, decorrente de uma glomerulopatia. Poderiam ser citados, neste caso, os níveis séricos elevados de escórias nitrogenadas (creatinina e ureia), após anos de evolução, caracterizando a doença renal crônica, agora em estágio avançado. A depuração de creatinina é da ordem de 20mL/min, o que permite enquadrá-la no estágio 4 da doença renal crônica. Essa classificação é apresentada na tabela 1. Além disso, podem ser observadas, entre seus resultados de exames, alterações laboratoriais compatíveis com distúrbios usuais na doença renal crônica, como as do metabolismo do cálcio, cujos níveis tendem a cair, enquanto o fósforo e o paratormônio se elevam, caracterizando o hiperparatireoidismo secundário.

Tabela 1 – Classificação da doença renal crônica (DRC) em estágios.

Estágios da DRC	Taxa de filtração glomerular (mL/min/1,73m²)	Lesão renal*
1	≥ 90	Presente
2	60-89	Presente
3	30-59	Presente ou ausente
4	15-29	Presente ou ausente
5	< 15	Presente ou ausente

*Lesão renal de natureza variável (proteinúria, alterações ultrassonográficas ou histológicas renais, entre outras).

Bibliografia Consultada

MASTROIANNI KIRSZTAJN G. Clínica. In: Mastroianni Kirsztajn G. Discutindo Casos Clínicos: doenças renais. São Paulo: Balieiro; 2012. p. 16-22.

123 Qual é o significado da pesquisa de glicose positiva no exame de urina de um paciente com nefropatia por IgA?

Gianna Mastroianni Kirsztajn

A pesquisa de glicose positiva na urina, sem que haja hiperglicemia concomitante, é um indicador de lesão de túbulo renal proximal. Os distúrbios de função tubular podem acompanhar as doenças glomerulares e, na evolução para as fases mais avançadas da doença, observa-se a chamada glicosúria renal.

Bibliografia Consultada

MASTROIANNI KIRSZTAJN G. Laboratório. In: Mastroianni Kirsztajn G. Discutindo Casos Clínicos: doenças renais. São Paulo: Balieiro; 2012. p. 23-33.

124

Um menino de 4 anos de idade, habitualmente muito ativo, torna-se cada vez menos ativo depois de ter recebido várias imunizações pré-escolares. Ao exame clínico, observa-se edema em torno dos olhos. O exame de sangue mostra resultados normais de ureia e de creatinina, mas valores de proteínas totais e de albumina acentuadamente diminuídos. Os resultados do exame de urina são: cor – amarela; aspecto – turvo; densidade – 1,018; pH – 6,5; pesquisa de proteínas – 4+; pesquisa de hemoglobina fracamente positiva. Ao exame microscópico foram observados 20 hemácias, 5 leucócitos por campo, alguns cilindros hialinos, granulosos e lipoides birrefringentes.

Qual a provável doença que o exame físico e os resultados laboratoriais sugerem?

Gianna Mastroianni Kirsztajn

Considerando-se que se trata de uma criança com perda expressiva de proteínas na urina, levando à hipoproteinemia e à hipoalbuminemia, sem redução da taxa de filtração glomerular, a principal suspeita diagnóstica é de doença de lesões mínimas, determinando síndrome nefrótica.

Bibliografia Consultada

MASTROIANNI KIRSZTAJN G. Doença de lesões mínimas. In: Mastroianni Kirsztajn G. Glomerulopatias: manual prático. São Paulo: Balieiro; 2011. p. 55-9.

125 Quais outros distúrbios renais podem produzir resultados laboratoriais semelhantes aos observados no exame de urina do paciente do caso relatado na pergunta 124?

Gianna Mastroianni Kirsztajn

Outras doenças glomerulares que se manifestam por síndrome nefrótica podem ter as mesmas alterações urinárias, entre as quais se destacam glomérulosclerose segmentar e focal e glomerulopatia membranosa. Vale ressaltar que as faixas de idade em que essas doenças são mais frequentes diferem, enquanto a doença de lesões mínimas predomina nas crianças com síndrome nefrótica, a glomerulosclerose segmentar e focal é mais observada em adolescentes e adultos jovens e a glomerulopatia membranosa é mais comum em adultos e idosos.

Bibliografia Consultada

MASTROIANNI KIRSZTAJN G. Doença de lesões mínimas. In: Mastroianni Kirsztajn G. Glomerulopatias: manual prático. São Paulo: Balieiro; 2011. p. 55-9.

126

Um indivíduo de 32 anos de idade apresenta dificuldade respiratória e escarro sanguinolento. Desenvolve fadiga intensa e a urina torna-se vermelha. A radiografia do tórax mostra infiltração pulmonar e a cultura de escarro foi negativa. Os resultados dos testes de sangue indicam anemia, aumento de ureia e de creatinina e presença de anticorpo antimembrana basal glomerular. Os resultados do exame de urina são: cor – vermelha; aspecto – turvo; densidade – 1,015; pH – 6,0; pesquisa de proteínas – 3+; pesquisa de hemoglobina fortemente positiva; pesquisa de esterase leucocitária – traços. Ao exame microscópico foram observados mais de 100 hemácias, 10 leucócitos por campo, alguns cilindros hialinos e granulosos e raros cilindros hemáticos.

Que doença os resultados laboratoriais sugerem e qual é o mecanismo etiopatogênico?

Gianna Mastroianni Kirsztajn

Os resultados sugerem tratar-se de uma síndrome de Goodpasture, que se caracteriza pelo acometimento de rins e pulmões, por anticorpos contra as membranas basais de glomérulos e alvéolos, respectivamente.

Ocorre a formação autoanticorpos contra a membrana basal glomerular, dirigidos ao domínio NC1 da cadeia alfa-3 do colágeno tipo IV, causando ativação do complemento e lesão dos capilares glomerulares.

Bibliografia Consultada

NACHMAN PH; JENNETTE JC; FALK RJ. Primary glomerular disease. In: Tall MW (ed). Brenner & Rector's The Kidney. 9th ed. Philadelphia: Elsevier Saunders; 2012. p. 1100-91.

127 Se a pesquisa de anticorpos antimembrana basal glomerular do paciente da pergunta 124 for negativa, qual doença poderia ser considerada e como confirmar o diagnóstico?

Gianna Mastroianni Kirsztajn

Diante desse quadro clínico, sem saber que a pesquisa de anticorpos antimembrana basal era negativa, poder-se-ia considerar como principais diagnósticos diferenciais as vasculites sistêmicas, como a granulomatose de Wegener. Neste caso, o teste diagnóstico seria a pesquisa de anticorpo anticitoplasma de neutrófilo (ANCA). É particularmente indicativa de se tratar de granulomatose de Wegener a positividade para c-ANCA (padrão citoplasmático atribuído à reatividade contra proteinase-3 dos grânulos dos neutrófilos). A hipótese atual para o mecanismo de lesão indica que o ANCA induz desgranulação e ativação prematura dos neutrófilos por ocasião de marginação e diapedese, levando à liberação de enzimas líticas e metabólitos tóxicos de oxigênio na parede vascular, produzindo, dessa forma, uma lesão inflamatória necrotizante.

Ainda entre os diagnósticos diferenciais, não se poderia descartar a possibilidade de um quadro grave de lúpus eritematoso sistêmico com nefrite e vasculite pulmonar.

Bibliografia Consultada

MASTROIANNI KIRSZTAJN G. Glomerulonefrite rapidamente progressiva. In: Mastroianni Kirsztajn G. Glomerulopatias: manual prático. São Paulo: Balieiro; 2011. p. 45-50.

NACHMAN PH; JENNETTE JC; FALK RJ. Primary glomerular disease. In: Tall MW (ed). Brenner & Rector's The Kidney. 9th ed. Philadelphia: Elsevier Saunders; 2012. p. 1100-91.

128

Após a cirurgia para corrigir uma hemorragia maciça, um paciente de 55 anos apresenta oligúria e edema. Os resultados dos testes sanguíneos indicam uremia e desequilíbrio eletrolítico. A depuração de creatinina é de 20mL/min. Os resultados do exame de urina são: cor – amarela; aspecto – turvo; densidade – 1,010; pH – 7,0; pesquisa de proteínas – 3+; pesquisa de glicose – 2+; pesquisa de hemoglobina positiva. Ao exame microscópico foram observados 60 hemácias, 8 leucócitos por campo, algumas células epiteliais tubulares, alguns cilindros granulosos e raros cilindros celulares, céreos e granulosos largos.

Que diagnóstico a história do paciente e os resultados laboratoriais sugerem e qual é a causa mais provável da doença deste paciente?

Gianna Mastroianni Kirsztajn

Trata-se de indivíduo adulto, sem antecedentes mórbidos conhecidos, que desenvolve oligúria e edema após hemorragia intensa, acompanhada de sintomas de uremia e distúrbios eletrolíticos, e que apresenta redução expressiva da taxa de filtração glomerular, associada a várias alterações urinárias. As informações disponíveis indicam tratar-se de insuficiência renal aguda, hoje preferencialmente denominada de lesão renal aguda ou dano renal agudo.

Como o paciente tem história de hemorragia maciça, precedendo de imediato a instalação do quadro de insuficiência renal, depreende-se que ocorreu súbita diminuição no fluxo sanguíneo para os rins, graças à hipovolemia decorrente de tal perda sanguínea, determinando oligúria e elevação das escórias nitrogenadas. Esta situação configura a insuficiência renal de origem pré-renal.

129 O resultado da densidade urinária do paciente referido na pergunta 128 possui algum significado diagnóstico?

Gianna Mastroianni Kirsztajn

A densidade urinária observada na análise de urina deste paciente indica redução da capacidade de concentração renal. Entretanto, deve-se ter em mente que pode haver certa imprecisão na determinação da densidade urinária e é preciso interpretá-la no contexto clínico em que foi colhido o exame, considerando, inclusive, o estado de hidratação do paciente.

Bibliografia Consultada

KOCH VH; ANDRIOLO A. Exame de urina de rotina. In: Mastroianni Kirsztajn G. Diagnóstico Laboratorial em Nefrologia. São Paulo: Sarvier; 2010. p. 44-55.

130 Como, laboratorialmente, é possível classificar uma situação de doença renal como renal ou pré-renal?

Gianna Mastroianni Kirsztajn

Do ponto de vista laboratorial, é possível classificar a insuficiência renal como pré-renal quando a concentração urinária de sódio se encontra abaixo de 20mEq/L, e como insuficiência renal de origem renal, quando o sódio urinário é superior a 40mEq/L.

Bibliografia Consultada

ROCHA E; MACCARIELLO E. Diagnóstico laboratorial do paciente com dano renal agudo em terapia intensiva. In: Mastroianni Kirsztajn G. Diagnóstico Laboratorial em Nefrologia. São Paulo: Sarvier; 2010. p. 117-24.

131 Qual é o conceito de doença renal aguda e como esta situação pode ser caracterizada laboratorialmente?

Gianna Mastroianni Kirsztajn

Insuficiência renal aguda (IRA) é, tradicionalmente, definida como a redução aguda e potencialmente reversível da função de filtração glomerular. Esta última é dimensionada por marcadores da taxa de filtração glomerular, sendo rotineiramente utilizada para esse fim a elevação da creatinina sérica, cujos níveis são, inclusive, utilizados para a classificação da IRA na prática clínica.

Vale ressaltar, entretanto, que diversos biomarcadores vêm sendo testados para o diagnóstico e seguimento da IRA, destacando-se entre eles a cistatina C sérica, NGAL (*neutrophil gelatinase-associated lipocalin*), KIM-1 (*kidney injury molecule*) e interleucina-18.

Bibliografia Consultada

ROCHA E; MACCARIELLO E. Diagnóstico laboratorial do paciente com dano renal agudo em terapia intensiva. In: Mastroianni Kirsztajn G. Diagnóstico Laboratorial em Nefrologia. São Paulo: Sarvier; 2010. p. 117-24.

132 Qual é o conceito de doença renal crônica e como esta situação pode ser caracterizada laboratorialmente?

Gianna Mastroianni Kirsztajn

Doença renal crônica (DRC) é a síndrome que decorre da perda, geralmente lenta (ao longo de muitos meses ou anos) e progressiva, das funções renais. Nesta condição, de modo geral, observam-se rins de dimensões reduzidas ao exame ultrassonográfico. Do ponto de vista bioquímico, detecta-se elevação das escórias nitrogenadas, com destaque para o aumento na concentração de creatinina e de ureia séricas, que são marcadores tradicionalmente utilizados para caracterizar o comprometimento da função de filtração glomerular. Deve-se lembrar, entretanto, que o paciente com DRC apresenta muitas complicações, entre as quais se destacam anemia e uma série de distúrbios hidreletrolíticos e osteometabólicos. Entre os últimos, podem-se citar, por exemplo, queda dos níveis de cálcio no sangue, aumento dos níveis de fósforo e de hormônio paratireoidiano.

Atualmente, tem-se evitado falar em "insuficiência renal crônica", dando-se preferência à denominação de caráter mais abrangente "doença renal crônica" (DRC). Na verdade, considerando-se conceitos mais recentes, o primeiro refere-se ao estágio 5 da DRC, por vezes referida como fase terminal da doença. É preciso esclarecer que essa mudança de terminologia teve como objetivos principais uniformizar a linguagem entre os profissionais de saúde e contribuir para o diagnóstico precoce das doenças renais. DRC, por sua vez, corresponde à condição na qual a taxa de filtração glomerular é inferior a 60mL/min/1,73m^2, com ou sem lesão renal (estrutural ou funcional) ou à presença desse tipo de lesão, com ou sem redução da taxa de filtração, persistindo por três meses ou mais.

Bibliografia Consultada

MASTROIANNI KIRSZTAJN G. Clínica. In: Mastroianni Kirsztajn G. Discutindo Casos Clínicos: Doenças Renais. São Paulo: Balieiro; 2012. p. 16-22.

133 O que significa a sigla NGAL?

Adagmar Andriolo

NGAL – *Neutrophil Gelatinase-Associated Lipocalin*, também denominada Lipocalin-2 e Siderocalin – é uma proteína de baixo peso molecular, expressada por neutrófilos e por algumas células epiteliais, incluindo células dos túbulos renais. A concentração urinária de NGAL está significativamente elevada em resposta à agressão renal, independente de sua natureza. O fato de a elevação de NGAL ocorrer em cerca de 2 horas após a lesão renal faz com que ela seja considerada um biomarcador sensível e precoce de lesão tubular renal.

NGAL humana foi, inicialmente, isolada do sobrenadante de neutrófilos ativados, mas é expressa, em níveis mais baixos, pelos tecidos renal, prostático e pelos epitélios respiratório e digestório. Têm sido observados níveis elevados em situações de processos inflamatórios e neoplásicos do intestino e em outras neoplasias.

Bibliografia Consultada

COWLAND JB; BORREGAARD N. Molecular characterization and pattern of tissue expression of the gene for neutrophil gelatinase-associated lipocalin from humans. Genomics 1997;45:17-23.

FRIEDL A; STOESZ SP; BUCKLEY P et al. Neutrophil gelatinase-associated lipocalin in normal and neoplastic human tissues. Cell type-specific pattern of expression. Histochem J 1999;31:433-41.

KJELDSEN L; JOHNSEN AH; SENGELOV H et al. Isolation and primary structure of NGAL, a novel protein associated with human neutrophil gelatinase. J Biol Chem 1993;268:10425-32.

MONIER F; SURLA A; GUILLOT M et al. Gelatinase isoforms in urine from bladder cancer patients. Clin Chim Acta 2000;299:11-23.

NIELSEN BS; BORREGAARD N; BUNDGAARD JR et al. Induction of NGAL synthesis in epithelial cells of human colorectal neoplasia and inflammatory bowel diseases. Gut 1996;38:414-20.

STOESZ SP; FRIEDL A; HAAG JD et al. Heterogeneous expression of the lipocalin NGAL in primary breast cancers. Int J Cancer 1998;79:565-72.

VI

INFECÇÃO
URINÁRIA

134

Um paciente colheu urina em três frascos para o diagnóstico de possível infecção prostática. A primeira amostra foi colhida de primeiro jato; a segunda, de jato médio; e a terceira, de primeiro jato, após massagem prostática.

Como interpretar os resultados se as três amostras tiverem cultura bacteriana positiva? Qual será o significado dos resultados se o número de leucócitos e de bactérias da primeira amostra for, significativamente, menor do que os observados na terceira amostra?

Carmen Paz Oplustil

VI. INFECÇÃO URINÁRIA

Se as três amostras de urina forem positivas para o mesmo microrganismo, o resultado sugere infecção do trato urinário, porque o exame de urina de jato médio é realizado pelo método da quantificação, o que diminui a possibilidade de considerar algum microrganismo que, eventualmente, estiver colonizando a uretra do paciente como o patógeno da infecção.

Se a amostra de urina de primeiro jato apresentar número menor de leucócitos e bactérias quando comparada com a amostra do terceiro frasco, que corresponde à amostra colhida após a massagem prostática, indica que a infecção é prostática e não da uretra ou da bexiga.

Nesse caso, melhor seria, além dos exames de urina, fazer a coleta de secreção prostática, obtida após a massagem prostática. Com isso, o diagnóstico fica mais claro.

O ideal, para o diagnóstico de prostatite bacteriana, é utilizar a prova de Meares e Stamey, ou a prova dos quatro frascos, como apresentado na Figura 1. Esta técnica não considera apenas o número absoluto de colônias por mL, mas o aumento desse número de forma significativa na amostra colhida pós-massagem prostática ou na secreção prostática.

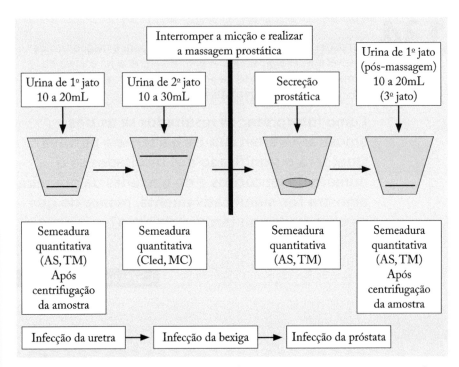

Figura 1 – Coleta e processamento inicial de urina e secreção prostática para a localização de infecção (metodologia de Meares e Stamey).

AS = ágar-sangue; Cled = meio com cistina, lactose e deficiente em eletrólitos (*cystine lactose eletrolyte deficient*); MC = MacConkey; TM = Thayer-Martin. Cortesia de Oplustil CP; Zoccoli CM; Tobouti NR; Sinto S. Procedimentos básicos em Microbiologia Clínica. 3ª ed. São Paulo: Sarvier; 2010.

Bibliografia Consultada

FERRAZ MLG. Medicina diagnóstica: algoritmos diagnósticos em medicina interna. São Paulo: Manole; 2011. p. 345-56.

OPLUSTIL CP; ZOCCOLI CM; TOBOUTI NR et al. Procedimentos básicos em Microbiologia Clínica. 3ª ed. São Paulo: Sarvier; 2010.

PIGRAU C; HORCAJADA JC; CARTÓN JA et al. Infección urinária. Protocolos clinicos SEIMC; 2002. www.seimc.org/protocolos/clinicos/proto4.htm

135

Uma paciente com sintomas de infecção urinária é encaminhada para o laboratório para exame de urina da primeira amostra da manhã. É colhido jato médio de urina, mas, por razões administrativas, a amostra apenas foi enviada à área técnica no final da tarde. Os resultados são: cor – amarela; aspecto – ligeiramente turvo; densidade – 1,015; pH – 9,0; pesquisa de esterase leucocitária positiva. Ao exame microscópico foram observados 2 hemácias e 10 leucócitos por campo, algumas células epiteliais escamosas e numerosas bactérias.

Estes exames apresentam discrepâncias? Há alguma consideração a ser feita em relação ao pH observado? Qual a conduta que o laboratório deve adotar para obter resultados corretos?

Carmen Paz Oplustil

VI. INFECÇÃO URINÁRIA

Uma aparente discordância entre os resultados da tira reagente e os achados microscópicos diz respeito à presença de numerosas bactérias com pesquisa de nitrito negativa. Os nitritos são provenientes da ação da enzima bacteriana nitrato redutase sobre os nitratos. Se a urina tiver nitritos, existe a detecção pela fita reativa em apenas alguns minutos. As bactérias devem permanecer em contato com a urina, metabolizando os nitratos por cerca de 4 horas para produzir níveis detectáveis de nitritos pela tira reagente. A prova tem especificidade de mais de 90%, mas apresenta baixa sensibilidade, cerca de 50%, especialmente se a quantidade de microrganismos for baixa ($< 10^3$UFC/mL) ou o tempo de permanência da urina na bexiga foi menor que 2 a 3 horas.

Uma situação que pode mostrar nitrito negativo e contagens elevadas de microrganismos é quando a urina, após a coleta, permanece muito tempo à temperatura ambiente antes de ser analisada. O que pode ocorrer é que existe a produção de nitrito e com o período longo para a detecção este nitrito acaba degradado e não é detectado.

Algumas das bactérias potencialmente causadoras de infecção urinária não são produtoras de nitrato redutase e, portanto, a ausência de nitritos não deve ser interpretada como ausência de infecção urinária.

O pH urinário de 9,0, na vigência de um processo infeccioso urinário, sugere que o microrganismo responsável pela infecção é produtor de urease.

Bibliografia Consultada

OPLUSTIL CP; ZOCCOLI CM; TOBOUTI NR et al. Procedimentos Básicos em Microbiologia Clínica. 3ª ed. São Paulo: Sarvier; 2010.

PIGRAU C; HORCAJADA JC; CARTÓN JA et al. Infección urinária. Protocolos clinicos SEIMC; 2002. www.seimc.org/protocolos/clinicos/proto4.htm

136

Uma paciente grávida, de 25 anos, é atendida com sintomas de dor lombar, frequência urinária aumentada e sensação de ardor à micção. A gravidez foi normal até o momento. Ela é orientada a coletar uma amostra de urina de jato médio. Os resultados do exame de urina de rotina são: cor – amarela; aspecto – turvo; densidade – 1,005; pH – 8,0; pesquisa de proteínas – 1+; pesquisa de hemoglobina fracamente positiva; pesquisas de nitrito e esterase leucocitária positivas. Ao exame microscópico foram observados 8 hemácias e 40 leucócitos por campo, algumas células epiteliais e numerosas bactérias.

Qual é o diagnóstico mais provável e como comprová-lo laboratorialmente? Como interpretar os resultados positivos das pesquisas de hemoglobina e de proteínas? Se esta condição não for tratada adequadamente, qual doença pode desenvolver-se?

Carmen Paz Oplustil

Os dados clínicos e laboratoriais indicam a existência de um processo infeccioso bacteriano em vias urinárias, provavelmente já atingindo o rim. O critério laboratorial mais comumente utilizado para se definir infecção urinária é a presença de um número de bactérias igual ou superior a 100.000mL de urina, porém, na prática diária, observam-se pacientes com contagens inferiores, apresentando sinais clínicos compatíveis com infecção urinária e leucocitúria. Nesses casos, contagens mais baixas devem ser valorizadas clinicamente.

Os microrganismos mais frequentemente envolvidos nas infecções urinárias não complicadas, de origem comunitária, incluem *E. coli*, em cerca de 70 a 95% dos casos, seguida de *Proteus mirabilis, Klebsiella* spp., *Staphylococcus saprophyticus*, especialmente em mulheres jovens, e *Enterococcus* spp., em pacientes sondados.

Segundo Murray, a maioria dos bacilos gram-negativos, incluindo a *E. coli*, fazem a conversão de nitrato a nitrito em cerca de 99 a 100% dos casos, enquanto os gram-positivos têm comportamento mais variado.

As pesquisas apenas fracamente positivas de proteínas e hemoglobina sugerem que estas alterações, mais provavelmente, são devidas ao processo inflamatório de vias urinárias e não de causa renal.

O tratamento inadequado dessa condição pode levar ao comprometimento funcional do rim, instalação de pielonefrite crônica, hidronefrose e hipertensão arterial de causa renal.

Bibliografia Consultada

MENDES CMF. Até que ponto é verdadeira a afirmação que para se estabelecer o diagnóstico laboratorial de uma infecção urinária é necessário que a cultura de urina apresente ≥ 100.000UFC/mL de determinado agente? In: Mendes CMF; Oplustil CP; Zoccoli CM e Sinto SI (eds). Microbiologia clínica: 156 perguntas e respostas. São Paulo: Sarvier; 2005. p. 84-5.

MURRAY PR (ed). Manual of Clinical Microbiology. 7th ed. Washington: ASM Press; 1999.

SATO AF; SVIDZINSKI AE; CONSOLARO MEL et al. Nitrito urinário e infecção do trato urinário por cocos gram-positivos. J Bras Patol 2005;41:397-404.

STAMM WE; NORRBY R. Urinary tract infections: disease panorama and challenges. J Infect Dis 2001;183(S1):S1-S4.

137

Uma mulher de 85 anos, com *diabetes mellitus* e com fratura de fêmur, está confinada ao leito há três meses. A glicemia de jejum é de 250mg/dL. Os resultados do exame de urina de rotina são: cor – amarela; aspecto – turvo; densidade – 1,020; pH – 5,5; pesquisa de proteínas – 1+; pesquisa de glicose positiva, 100mg/dL; pesquisa de esterase leucocitária positiva. Ao exame microscópico foram observados 2 hemácias e 30 leucócitos por campo, numerosas leveduras e hifas.

Por que a infecção urinária por leveduras é mais frequente em pacientes com *diabetes mellitus*? Com glicemia de 250mg/dL é esperada a presença de glicosúria?

Cristina Khawali

VI. INFECÇÃO URINÁRIA

Infecção urinária por levedura é incomum em indivíduos saudáveis, mas pode ser comum entre pacientes hospitalizados, especialmente naqueles internados em unidade de terapia intensiva. Outros grupos de risco para infecção urinária por levedura são os pacientes que possuem doenças que predispõem a esta infecção como o *diabetes mellitus*, ou alterações estruturais do rim ou do sistema coletor do trato urinário, que levam a distúrbios do fluxo urinário ou, ainda, na presença de cateterismo vesical de demora.

Os portadores de *diabetes mellitus* demonstram, em laboratório, imunidade mais comprometida por depressão da atividade dos neutrófilos, por menor eficiência da imunidade celular e menor produção de interleucinas. Esta imunidade comprometida torna os pacientes diabéticos mais suscetíveis a infecções urinárias por leveduras.

No caso acima, temos uma paciente idosa, que pode ser portadora de distúrbios do fluxo renal em virtude da própria idade e, eventualmente, da paridade, que favorece os mecanismos de retenção e refluxo urinários, particularmente no momento atual em que se encontra acamada em virtude da fratura de fêmur.

Candida albicans representa a espécie mais frequentemente isolada, sendo responsável por 60% das infecções urinárias por fungos. A candidúria é habitualmente assintomática; somente 4 a 14% dos pacientes com essa condição apresentam sintomas de infecção urinária.

Com glicemia de 250mg/dL, é esperada a presença de glicosúria, pois esse nível sérico ultrapassa o limiar de reabsorção tubular renal, que é de 180mg/dL.

Bibliografia Consultada

FRAISSE T; LACHAUD L; SOTTO A et al. Recommendations of the Infectious Disease Committee of the French Association of Urology. Diagnosis, treatment and monitoring candiduria. Prog Urol 2011;21:314-21.

KUNIN CM. Detection, prevention and management of urinary tract infections. Philadelphia: Lea and Febiger; 1987. p. 195-224.

MARTINO MDV; TOPOROVSKI J; MIMICA IM. Métodos bacteriológicos de triagem em infecções do trato urinário na infância e adolescência. J Bras Nefrol 2002;24:71-8.

ROCHA JL; BAGGIO HCC; CUNHA CA et al. Aspectos relevantes da interface entre *diabetes mellitus* e infecção. Arq Bras Endocrinol Metab 2002;46:221-9.

VII

NEFROLITÍASE

138 Do ponto de vista de avaliação laboratorial, qual deve ser a orientação para o paciente com suspeita clínica de nefrolitíase na fase aguda?

Adagmar Andriolo

O paciente com suspeita de nefrolitíase, na fase aguda, deve ser orientado a recolher a urina de todas as micções e filtrá-la. Este procedimento permite o encontro de eventual cálculo que pode ser eliminado espontaneamente.

Caso seja encontrado algum cálculo, este deve ser encaminhado ao laboratório clínico para exame da composição química. Esta informação pode ser importante para o diagnóstico etiológico, principalmente se for constatada a presença de cistina, fosfato-amoníaco-magnesiano ou ácido úrico. Cálculos contendo apenas oxalato de cálcio são menos elucidativos por ocorrerem em maior frequência e em diferentes distúrbios metabólicos.

Deve ser realizado um exame de urina de rotina, com a finalidade de ser observada alguma cristalúria ou evidências de infecção urinária.

Bibliografia Consultada

ANDRIOLO A. Nefrolitíase. In: Guias de Medicina Ambulatorial e Hospitalar. UNIFESP/Escola Paulista de Medicina – Medicina Laboratorial. 2ª ed. São Paulo: Manole; 2008. Cap. 16, p. 267-73.

SCHOR N; HEILBERG IF (eds). Calculose renal. São Paulo: Sarvier; 1995.

URIBARRI J; OH MS; CARROL HJ. The first kidney stone. Ann Int Med 1989;111:1006-9.

139 Do ponto de vista de avaliação laboratorial, qual deve ser a orientação para o paciente com suspeita clínica de nefrolitíase após a fase aguda?

Adagmar Andriolo

Uma vez passada a fase aguda da nefrolitíase, o paciente deve ser orientado a realizar algumas dosagens séricas e urinárias. Os exames de sangue incluem a dosagem de creatinina, cálcio, fósforo e ácido úrico e os exames de urina são as dosagens de sódio, cálcio, fósforo, ácido úrico, citrato, oxalato e, eventualmente, cistina, caso haja alguma indicação específica.

As dosagens urinárias devem ser realizadas em amostras colhidas por períodos de 24 horas, com o paciente mantendo dieta e atividades habituais e sem uso de medicação, e devem ser realizadas, pelo menos, em duas amostras colhidas com intervalo de 2 a 3 dias. Devem ser tomados alguns cuidados na coleta de urina de 24 horas em relação às condições ideais de preservação e solubilidade dos elementos a serem dosados. Dessa forma, a urina para as dosagens de cálcio, fósforo, citrato e oxalato deve ser coletada em frasco contendo ácido clorídrico diluído a 50%, na proporção de 10mL por litro de urina, e a urina para a dosagem de ácido úrico deve ser coletada em frasco contendo 5g de bicarbonato de sódio.

Pesquisas mais exaustivas apenas devem ser realizadas naqueles pacientes que apresentarem elevada frequência de formação de novos cálculos.

Bibliografia Consultada

ANDRIOLO A. Nefrolitíase. In: Guias de Medicina Ambulatorial e Hospitalar. UNIFESP/Escola Paulista de Medicina – Medicina Laboratorial. 2ª ed. São Paulo: Manole; 2008. Cap. 16, p. 267-73.

SCHOR N; HEILBERG IF (eds). Calculose renal. São Paulo: Sarvier; 1995.

URIBARRI J; OH MS; CARROL HJ. The first kidney stone. Ann Int Med 1989;111:1006-9.

140

Um adolescente, com 13 anos, é atendido com fortes dores nas costas e no abdome. Os resultados do hemograma estão normais. A história familiar revela que seu pai e um tio são formadores crônicos de cálculos renais. Os resultados do exame de urina são: cor – amarela; aspecto – turvo; densidade – 1,025; pH – 6,0; pesquisa de hemoglobina positiva. Ao exame microscópico foram observados 80 hemácias e 5 leucócitos por campo, raras células epiteliais escamosas e numerosos cristais de cistina.

Qual é a suspeita diagnóstica e qual é a anormalidade dessa condição?

Adagmar Andriolo

A apresentação clínica e os resultados dos exames de urina sugerem, fortemente, tratar-se de um paciente em crise nefrítica, desencadeada pela presença de um cálculo em via urinária.

A manifestação clínica da nefrolitíase é absolutamente inespecífica em relação à composição química do cálculo, mas neste caso, em especial, considerando-se a história familiar, a idade do paciente e a observação de cristais de cistina na urina, há probabilidade bastante elevada de se tratar de cistinúria.

Tipicamente, cristais de cistina podem ser observados em urinas de pacientes portadores de cistinúria, um defeito metabólico que compromete o transporte transmembrana dos aminoácidos, cistina, ornitina, lisina e arginina. Estes indivíduos excretam quantidades elevadas destes quatro aminoácidos, mas, sendo a cistina o de menor solubilidade, ocorre supersaturação e cristalização. A cistinúria é responsável por cerca de 1% dos cálculos urinários. Os cristais possuem a forma de placas incolores, refráteis e hexagonais.

A cromatografia de aminoácidos urinários evidenciará a presença de lisina, arginina, ornitina, aminoácidos, cuja reabsorção tubular também está comprometida, mas que são mais solúveis do que cistina e, portanto, não cristalizam.

Bibliografia Consultada

ANDRIOLO A. Nefrolitíase. In: Guias de Medicina Ambulatorial e Hospitalar. UNIFESP/Escola Paulista de Medicina – Medicina Laboratorial. 2ª ed. São Paulo: Manole; 2008. Cap. 16, p. 267-73.

MUDD SH; LEVY HL; SKOVBY F. Disorders of transsulfuration. In: Scriver CR; Beaudet AL; Sly WS; Valle D (eds). The Metabolic Basis of Inherited Disease. 7th ed. New York: McGraw-Hill; 1995. p. 1279-328.

SEGAL S; THIER SD. Cystinuria. In: Scriver CR; Beaudet AL; Sly WS; Valle D (eds). The Metabolic Basis of Inherited Disease. 6th ed. New York: McGraw-Hill; 1989. Cap. 99, p. 2479-96.

141

Homem de 40 anos refere fortes dores nas costas e no abdome e é atendido em um pronto-socorro. Os resultados do hemograma e de amilase no soro são normais. Os resultados do exame de urina de rotina são: cor – amarelo-escura; aspecto – turvo; densidade – 1,030; pH – 5,0; pesquisa de proteínas – 1+; pesquisa de hemoglobina positiva. Ao exame microscópico foram observados 20 hemácias, crenadas, 2 leucócitos por campo e raras células epiteliais escamosas.

Que diagnóstico estes resultados e os sintomas do paciente sugerem? Existe alguma correlação entre a cor da urina, a densidade urinária e os sintomas? Considerando apenas a frequência, que tipo de cristais é mais provável de ser observado?

Adagmar Andriolo

O diagnóstico mais provável para este paciente é o de litíase renal. A presença de hemácias crenadas pode ser justificada pela densidade urinária elevada e o número elevado sugere a presença do cálculo em vias urinárias, provocando o sangramento. A cor amarelo-escura e a alta densidade indicam urina concentrada, o que é comum em pacientes propensos à formação de cálculos renais. O elemento químico mais frequentemente presente nos cálculos urinários é o oxalato de cálcio. Ainda que não exista uma relação direta entre a presença de cristais na urina e a formação de cálculos, é alta a probabilidade de serem observados cristais de oxalato de cálcio na urina destes pacientes.

Bibliografia Consultada

ANDRIOLO A. Nefrolitíase. In: Guias de Medicina Ambulatorial e Hospitalar. UNIFESP/Escola Paulista de Medicina – Medicina Laboratorial. 2ª ed. São Paulo: Manole; 2008. Cap. 16, p. 267-73.

142 Quais são os mecanismos pelos quais processos infecciosos podem propiciar a formação de cálculos urinários?

Carmen Paz Oplustil

Alguns dos microrganismos potencialmente causadores de infecções urinárias possuem a habilidade de desencadear uma série de reações químicas que modificam a urina, facilitando a formação de determinados cristais e cálculos.

Em condições fisiológicas, a urina é praticamente isenta de bicarbonato e carbonato, a concentração de amônia é baixa e o pH ácido. Nas infecções causadas por bactérias produtoras de urease, a composição química da urina se modifica, assumindo condições favoráveis à precipitação de sais, cristalização e formação de cálculos.

A urease é uma enzima que catalisa a conversão de ureia em amônia, a qual se transforma em amônio, promovendo elevação do pH urinário. Quando o pH excede 7,0, formam-se consideráveis quantidades de íon carbonato, o que resulta em supersaturação e cristalização de fosfato amoníaco magnesiano, também denominado de estruvita. Na urina com pH elevado, esses cristais crescem e agregam-se com rapidez, podendo dar origem aos cálculos conhecidos como coraliformes.

Bibliografia Consultada

ANDRIOLO A. Nefrolitíase. In: Guias de Medicina Ambulatorial e Hospitalar. UNIFESP/Escola Paulista de Medicina – Medicina Laboratorial. 2ª ed. São Paulo: Manole; 2008. Cap. 16; p. 267-73.

VIII

ERROS INATOS
DO METABOLISMO

143

Ao chegar à seção técnica, um técnico do laboratório observou que uma amostra de urina deixada na bancada pelo funcionário do turno da noite apresenta cor negra. O técnico verificou que, no relatório inicial, a urina estava descrita como tendo cor amarela.

O técnico deve preocupar-se em esclarecer a mudança de cor da urina? Qual é a causa mais provável do aparecimento da cor preta?

Armando Alves da Fonseca

É provável que o paciente apresente a doença chamada alcaptonúria, também conhecida como ocronose. Trata-se de uma doença genética com padrão de herança autossômico recessivo ainda sem tratamento comprovadamente eficaz disponível. Caracteriza-se, clinicamente, por artropatia, doença coronariana e presença de manchas escuras na esclerótica ocular. A etiologia da doença está ligada à redução da atividade da 1,2-dioxigenase homogentísica, que é parte da cadeia do metabolismo da tirosina, devido a mutações no gene *HGD*. A redução da atividade enzimática leva a aumento dos níveis de ácido homogentísico, subproduto tóxico da tirosina, responsável pelas manifestações clínicas. Quando se encontra em solução com pH básico, esse ácido transforma-se no pigmento escuro observado na urina.

Caso a urina tenha sido mantida em exposição à luz, deve ser afastada também a hipótese de melanoma maligno.

Bibliografia Consultada

JOHNSON AM. Amino acids, peptides, and proteins. In: Burtis CA; Ashwood ER; Bruns DE (eds). Tietz Textbook of Clinical Chemistry and Molecular Diagnostics. 4th ed. St. Louis: Elsevier Saunders, 2006. Cap. 20, p. 533-95.

144

Um recém-nascido desenvolve vômitos intensos e sintomas de acidose metabólica. As pesquisas de glicose e de outras substâncias redutoras na urina são negativas e a pesquisa de corpos cetônicos é positiva.

Qual teste de triagem urinário seria positivo neste paciente?

Armando Alves da Fonseca

Os testes da dinitrofenil-hidrazina e do cloreto férrico, testes que reagem com vários compostas alifáticos cíclicos e aromáticos. Entre essas substâncias, destacam-se os cetoácidos.

É importante ressaltar que os resultados destes testes poderão ser negativos em pacientes com doença da urina de xarope de bordo, moderadamente afetados ou parcialmente tratados e em pacientes que apresentem a variante intermitente da doença.

Bibliografia Consultada

JOHNSON AM. Amino acids, peptides, and proteins. In: Burtis CA; Ashwood ER; Bruns DE (eds). Tietz Textbook of Clinical Chemistry and Molecular Diagnostics. 4th ed. St. Louis: Elsevier Saunders, 2006. Cap. 20; p. 533-95.

WANG ST; PIZZOLATO S; DEMSHAR HP. Receiver operating characteristic plots to evaluate Guthrie, Wallac, and Isolab phenylalanine kit performance for newborn phenylketonuria screening. Clin Chem 1997;43:1838-42.

145 Qual doença metabólica será suspeita se a urina tiver cheiro de "pés suados" e qual teste de triagem urinário adicional poderá ser solicitado para este lactente?

Armando Alves da Fonseca

A acidemia isovalérica, cuja origem é a deficiência de atividade da isovaleril CoA desidrogenase, é um dos erros inatos de metabolismo que pode ser suspeitado através do odor da urina, neste caso descrito como odor de pés suados. Pode ser realizada uma triagem seletiva com uso da análise de ácidos orgânicos urinários por cromatografia gasosa acoplada à espectrometria de massas (GC/MS).

Bibliografia Consultada

JOHNSON AM. Amino acids, peptides, and proteins. In: Burtis CA; Ashwood ER; Bruns DE (eds). Tietz Textbook of Clinical Chemistry and Molecular Diagnostics. 4th ed. St. Louis: Elsevier Saunders; 2006. Cap. 20; p. 533-95.

146 Se o teste do cloreto férrico produzir uma cor verde-esmeralda, qual será o significado?

Armando Alves da Fonseca

Essa coloração obtida no teste está ligada à presença de substâncias derivadas da fenilalanina, como no caso de fenilcetonúria e de alguns medicamentos.

Bibliografia Consultada

JOHNSON AM. Amino acids, peptides, and proteins. In: Burtis CA; Ashwood ER; Bruns DE (eds). Tietz Textbook of Clinical Chemistry and Molecular Diagnostics. 4th ed. St. Louis: Elsevier Saunders; 2006. Cap. 20; p. 533-95.

147

Uma urina produziu coloração verde-acinzentada quando testada com cloreto férrico.

Qual o significado deste resultado e quais testes devem ser realizados para o diagnóstico mais acurado?

Armando Alves da Fonseca

O teste do cloreto férrico pode ser positivo, apresentando a coloração verde-acinzentada em casos de leucinose, doença que faz parte da mesma cadeia metabólica que a acidemia isovalérica. Poderia ser realizada uma triagem seletiva por meio da análise qualitativa dos aminoácidos por espectrometria de massas em *tandem*.

Bibliografia Consultada

DEACON AC; WHATLEY SD. Porphyrins and disorders of porphyrin metabolism. In: Burtis CA; Ashwood ER; Bruns DE (eds). Tietz Textbook of Clinical Chemistry and Molecular Diagnostics. 4th ed. St. Louis: Elsevier Saunders; 2006. Cap. 32, p. 1209-35

148

Um menino de 8 meses é hospitalizado com diagnóstico de atraso de crescimento. Os pais referem lentidão no desenvolvimento das habilidades motoras da criança e aparecimento ocasional de uma substância semelhante à areia, de cor laranja, nas fraldas da criança. Os resultados do exame de urina são: cor – amarela; aspecto – ligeiramente turvo; densidade – 1,024; pH – 5,0; pesquisas de proteínas, glicose, corpos cetônicos, hemoglobina, bilirrubina, nitrito e esterase leucocitária negativas. Pesquisa de urobilinogênio < 1mg/dL. Ao exame microscópico foram observados numerosos cristais de ácido úrico.

Existe alguma relação entre os resultados do exame de urina e a substância observada na fralda da criança? Qual o transtorno que a história do paciente e os resultados do exame de urina indicam?

Armando Alves da Fonseca

Os exames apresentados e a história clínica do paciente sugerem tratar-se de um caso de síndrome de Lesch-Nyhan, doença genética com padrão de herança ligado ao X recessivo, caracterizada, clinicamente, por atraso de desenvolvimento psicomotor grave, autoflagelação e hiperuricemia. Está ligada à deficiência da atividade da enzima hipoxantina-guanina fosforribosiltransferase, determinada por mutações no gene HPRT1.

A hiperuricemia provoca formação de microcálculos e cálculos de ácido úrico, levando aos achados de cristais de ácido úrico na análise da urina e à presença da substância observada pelos pais na fralda da criança.

Bibliografia Consultada

DEACON AC; WHATLEY SD. Porphyrins and disorders of porphyrin metabolism. In: Burtis CA; Ashwood ER; Bruns DE (eds). Tietz Textbook of Clinical Chemistry and Molecular Diagnostics. 4th ed. St. Louis: Elsevier Saunders; 2006. Cap. 32, p. 1209-35.

149

Um menino de 10 anos de idade é internado para se submeter à apendicectomia. A cirurgia foi bem-sucedida, mas a recuperação é lenta. A mãe do paciente afirma que ele sempre teve baixo peso, apesar de uma dieta equilibrada e grande apetite e que seu irmão mais novo apresenta características semelhantes. Uma nota em sua ficha do primeiro dia de pós-operatório relata que o enfermeiro da noite notou uma coloração púrpura no cateter urinário.

A observação do enfermeiro é significativa? Que doença pode ser suspeitada a partir desta história e quais exames complementares devem ser executados?

Armando Alves da Fonseca

O achado de urina na cor púrpura é sugestivo de um grupo de doenças chamado porfiria, sendo, portanto, um achado significativo. A coloração da urina deve-se ao acúmulo de porfirinas e, geralmente, só é observada após algumas horas de exposição à luz. As porfirinas são precursores do grupo heme e seu acúmulo pode gerar episódios de dor abdominal recorrente, os quais podem, inclusive, ser erroneamente diagnosticados como apendicite, o que poderia ajudar a explicar a recuperação lenta do paciente.

Adicionalmente, a porfiria causa distúrbios neurológicos, disfunções gastrintestinais e distúrbios hidreletrolíticos e reações de fotossensibilidade. As porfirias são doenças genéticas apresentando, em geral, padrão de herança autossômico dominante. São divididas em formas distintas, com manifestações clínicas e gravidade variáveis. O diagnóstico é feito por meio da dosagem de porfirinas em sangue, fezes e urina, de acordo com cada caso e forma clínica da doença.

Bibliografia Consultada

DEACON AC; WHATLEY SD. Porphyrins and Disorders of Porphyrin Metabolism. In Burtis CA; Ashwood ER; Bruns DE (eds). Tietz textbook of clinical chemistry and molecular diagnostics. 4th ed. St. Louis: Elsevier Saunders; 2006. Cap. 32; p. 1209-35.

150

Um teste de Watson-Schwartz é realizado em amostra de urina de um paciente que está anêmico, exibindo sinais de fotossensibilidade. O resultado do exame é negativo.

Que doença metabólica pode ser suspeitada neste paciente? O resultado negativo do teste é suficiente para afastar essa hipótese diagnóstica?

> **Armando Alves da Fonseca**

O teste de Watson-Schwartz é um teste de triagem urinário, usado em casos de suspeita de porfiria. O teste não mede a quantidade de porfobilinogênio, apenas aponta sua presença, quando em concentração elevada. Um resultado negativo, isoladamente, não é suficiente para excluir o diagnóstico de porfiria, uma vez que os acúmulos são, muitas vezes, intermitentes.

O teste de Watson-Schwartz é negativo na porfiria *variegata* fora do quadro agudo, enquanto na porfiria aguda intermitente o teste permanece positivo, mesmo nos períodos de remissão.

Bibliografia Consultada

DEACON AC; WHATLEY SD. Porphyrins and disorders of porphyrin metabolism. In: Burtis CA; Ashwood ER; Bruns DE (eds). Tietz Textbook of Clinical Chemistry and Molecular Diagnostics. 4th ed. St. Louis: St. Louis: Elsevier Saunders; 2006. Cap. 32, p. 1209-35.

WATSON CJ; SCHWARTZ S. A simple test for urinary porphobilinogen. Proc Soc Exp Biol 1941;47:393-4.

151

Um recém-nascido desenvolve vômitos intensos e sintomas de acidose metabólica. A urina é de cor castanho-escura, com cheiro doce. As pesquisas de glicose e de outras substâncias redutoras na urina são negativas e a pesquisa de corpos cetônicos é positiva.

Qual seria a doença suspeita e qual teste de triagem urinário que auxiliará o diagnóstico?

Armando Alves da Fonseca

A doença suspeita, nesse caso, seria a da urina de xarope de bordo, também conhecida como *maple syrup urine disease* ou leucinose, que é uma doença genética, com padrão de herança autossômico recessivo, ligada à deficiência de atividade de enzimas envolvidas no metabolismo de aminoácidos de cadeia ramificada, ou seja, leucina, isoleucina e valina. Caracteristicamente, ocorre acúmulo dos três aminoácidos de cadeia ramificada. Além de este acúmulo ser tóxico ao sistema nervoso central, também produz odor urinário muito peculiar, que dá nome à doença.

O teste de triagem urinário adicional que pode ser pedido é a cromatografia de aminoácidos urinários, que vai indicar o aumento na excreção dos aminoácidos envolvidos.

Bibliografia Consultada

DEACON AC; WHATLEY SD. Porphyrins and disorders of porphyrin metabolism. In: Burtis CA; Ashwood ER; Bruns DE (eds). Tietz Textbook of Clinical Chemistry and Molecular Diagnostics. 4th ed. St. Louis: Elsevier Saunders; 2006. Cap. 32; p. 1209-35.

152 O que é galactosemia e como pode ser identificada pelo exame de urina?

Adagmar Andriolo

Galactose é derivada do açúcar lactose, presente no leite. Possui estrutura molecular semelhante à da glicose e, em condições normais, é convertida em glicose por meio de uma série de reações enzimáticas. A deficiência de alguma destas enzimas resulta em galactosemia, caracterizada pelo acúmulo desse açúcar no sangue. Essa doença deve ser suspeitada quando, no exame de urina, é detectada a presença de substâncias redutoras, mas a reação da glicose oxidase é negativa.

Como a pesquisa de substâncias redutoras não faz parte do exame de rotina, diante desta hipótese diagnóstica, um exame mais específico, como a cromatografia de açúcares urinários, ou a determinação da atividade enzimática no sangue devem ser solicitado.

Bibliografia Consultada

BOSCH AM. Classical galactosaemia revisited. J Inherit Metab Dis 2006;29: 516-25.

SEGAL S, BERRY GT. Disorders of galactose metabolism. In: Scriver CR, Beaudet AL, Sly WJ, Valle D (eds). The metabolic and molecular basis of inherited disease. 7th ed. New York: McGraw Hill 1995; p. 967-1000.

IX

TOXICOLOGIA

153 Quais são as recomendações para a coleta de amostra de urina para a realização de exames toxicológicos?

Alvaro Pulchinelli Jr.

Resumidamente, as recomendações para a coleta de amostra de urina para a realização de exames toxicológicos são:

- Utilizar de sala de coleta desprovida de fonte de água, ou seja, lavatório, vaso sanitário etc.
- Fazer o atendimento por profissional do mesmo sexo que o do paciente/periciado/atleta, que deverá acompanhar todo o processo.
- Orientar o paciente/periciado/atleta a entrar no recinto de coleta sem portar qualquer tipo de bolsa ou casaco.
- Ao fazer a coleta, levantar a parte superior da roupa até o sulco inframamário e descer a parte de baixo da roupa até o terço médio da coxa.
- Coletar a urina em frascos munidos de lacre e etiquetas autodestrutivas que evidenciem eventuais tentativas de adulteração.
- Identificar o paciente/periciado/atleta positivamente, por comprovação com documento recente, com foto, e aposição de assinatura do paciente/periciado/atleta e do atendente na etiqueta contendo o material colhido.
- O paciente/periciado/atleta e o profissional devem preencher e assinar o termo de cadeia de custódia.

Bibliografia Consultada

BADIA R; de la TORRE R; CORCIONE S et al. Analytical approaches of European Union laboratories to drugs of abuse analysis. Clin Chem 1998;44:790-9.

154

Um trabalhador de uma empresa de transporte é avisado que fará exame toxicológico por ocasião do exame periódico. Como a coleta da amostra não será supervisionada, ele coloca um frasco contendo urina substituta no bolso. Por um problema burocrático, ele só é encaminhado ao laboratório dois dias após o aviso. Pouco depois de entregar a amostra, ele é chamado e lhe solicitam realizar nova coleta de urina.

Qual foi o teste realizado pelo laboratório para recusar a amostra e como garantir a fidelidade dos exames com finalidade de triagem toxicológica?

Alvaro Pulchinelli Jr.

Na triagem das drogas de abuso, ou nos testes *antidoping*, é fundamental preservar a integridade da amostra para a obtenção de um resultado confiável. Este processo é conhecido como "cadeia de custódia", onde cada passo do processo é rastreado e eventuais falhas devem provocar a recusa da amostra.

Os testes mais comumente usados no laboratório clínico são: aferição da temperatura, pH e densidade da amostra. Eventualmente, pode ser feita a dosagem de creatinina.

Ao receber a urina, o coletador mede a temperatura da amostra, que deve estar próxima à temperatura corporal. Se a temperatura da amostra estiver muito abaixo de 37°C, pode-se supor que transcorreu um intervalo de tempo considerável entre a coleta e a entrega da urina.

Urinas com mais de 3 horas de coleta, dependendo das condições de armazenamento, perdem água e ácidos voláteis. Essas modificações podem ser verificadas em maior ou menor grau pela determinação da densidade, que será mais alta, e do pH, que será alcalino.

Amostras que foram adulteradas com adição de água, com a finalidade de negativar a pesquisa de eventual substância presente, apresentarão densidade, concentração de creatinina e temperatura mais baixas.

A prevenção dessas tentativas de adulteração passa, necessariamente, pelo processo de coleta assistida, na qual um funcionário do atendimento acompanha todos os passos do processo, até a entrega da amostra no setor técnico.

Bibliografia Consultada

BADIA R; de la TORRE R; CORCIONE S et al. Analytical approaches of European Union laboratories to drugs of abuse analysis. Clin Chem 1998;44:790-9.

WILLIAMS P. Principles of Toxicology. New York: Van Nostrand Reinhold; 1997.

155

Um indivíduo sabidamente usuário de drogas ilícitas desenvolve icterícia, letargia e hepatomegalia. O teste para vírus da hepatite B é positivo e o paciente é internado. Testes adicionais detectam superinfecção com o vírus da hepatite delta e redução na capacidade renal de concentração. Os resultados do exame de urina de rotina são: cor – âmbar; aspecto – ligeiramente turvo; densidade – 1,011; pH – 7,0; pesquisa de proteínas – 2+; pesquisa de bilirrubina fortemente positiva; pesquisa de urobilinogênio 5mg/dL. Ao exame microscópico foram observados 2 hemácias e 5 leucócitos por campo, raros cilindros granulosos e hialinos, raras células epiteliais de transição coradas por bilirrubina e raros cilindros céreos corados por bilirrubina.

Com base nos resultados do exame de urina, qual é a região do rim que se mostra mais lesada? Esta lesão é compatível com a história desse paciente?

Alvaro Pulchinelli Jr.

Nesse caso, vários fatores concorrem para evidenciar o processo de lesão hepática, mais especificamente, uma hepatopatia crônica.

A apresentação clínica do paciente, com icterícia e hepatomegalia, com antecedentes pessoais, uso de drogas ilícitas, infecção pelos vírus da hepatite B e da hepatite delta.

Os achados do exame de urina refletem a condição identificada como síndrome hepatorrenal e associa tanto alterações renais, como a incapacidade de concentração urinária e a intensa eliminação de cilindros, como alterações hepáticas, observadas pelo aumento na excreção de bilirrubina e de urobilinogênio.

A região tubular é a mais afetada, fato evidenciado pela presença de descamação celular e cilindros granulosos, hialinos e céreos no exame de urina.

Bibliografia Consultada

FELIX VN. Síndrome hépato-renal. J Bras Gastroenterol 2005;5:145-50.

FUELLER CN; THREATTE GA; HENRY JB. Exame básico de urina. In: Henry J B. Diagnósticos Clínicos e Tratamento por Métodos Laboratoriais. 20ª ed. São Paulo: Manole, 2008. p. 427-70

MONTE JCM; SANTOS OFP. Revisão/atualização em insuficiência renal aguda: insuficiência renal no paciente cirrótico. Disponível em

www.jbn.org.br/audiencia_pdf.asp?aid2=698&nomeArquivo... Acesso em 01/04/2012.

MONTEIRO JL. Revisão/atualização em fisiologia e fisiopatologia renal: fisio-patologia da síndrome hépato-renal. J Bras Nefrol 1998;20:174-7.

156 Quais são os mecanismos que justificam a presença de concentração elevada de bilirrubina e urobilinogênio na urina de pacientes com lesão hepática crônica?

Alvaro Pulchinelli Jr.

A presença de bilirrubina na urina de pacientes com lesão hepática crônica deve-se à incapacidade de sua excreção, fato que pode advir de obstrução canalicular intra ou extra-hepática por cálculos ou tumores ou lesão tecidual extensa, com consequente colestase. O aumento de urobilinogênio na urina decorre da incapacidade de sua retirada da circulação pelo fígado. O urobilinogênio é formado na luz intestinal pela degradação bacteriana da bile. Cerca de 50% do urobilinogênio formado é metabolizado em estercobilinogênio e eliminado nas fezes; o restante é absorvido no intestino e, em condições normais, a maior parte é clareada pelo fígado, constituindo o ciclo êntero-hepático. O excedente é excretado por filtração renal.

No paciente com lesão hepática crônica, o processo de captação do urobilinogênio reabsorvido está prejudicado pela queda funcional do fígado, justificando seu surgimento em grande quantidade na urina.

Bibliografia Consultada

FELIX VN. Síndrome hépato-renal. J Bras Gastroenterol 2005;5:145-50.

FUELLER CN; THREATTE GA; HENRY JB. Exame básico de urina. In: Henry JB. diagnósticos clínicos e tratamento por métodos laboratoriais. 20ª ed. São Paulo: Manole; 2008. p. 427-70.

MONTE JCM; SANTOS OFP. Revisão/atualização em insuficiência renal aguda: insuficiência renal no paciente cirrótico. Disponível em www.jbn.org.br/audiencia_pdf.asp?aid2=698&nomeArquivo... Acesso em 01/04/2012.

MONTEIRO JL. Revisão/atualização em fisiologia e fisiopatologia renal: fisiopatologia da síndrome hépato-renal. J Bras Nefrol 1998;20:174-7.

Índice Remissivo

A

Acetoacetato 16
Acidemia isovalérica 229
Ácido
- acético 69, 83
- acetilsalicílico 79
- acetoacético 100
- ascórbico 79, 99, 101, 102, 105
- beta-hidroxibutírico 100
- bórico 83
- borônico 89
- carbônico 12
- clorídrico 83
- nítrico 83, 217, 218, 232
Acidose 3
- láctica 10
- metabólica 7, 10, 11, 15, 16
- respiratória 12
- tubular renal 5, 10
Açúcar no sangue 237
Albumina 81, 98, 111, 113, 115, 127, 174
- creatinina 81
Albuminúria 81, 174
Alça de Henle 3, 18
Alcalose 3
- metabólica 13, 15
Alcaptonúria 227
Aldosterona 25, 28
Amiloidose 111
Amônia 223
Amoniogênese 8
Angiotensina I 25, 27
Angiotensina II 25, 27

Angiotensina III 25
Ânion *gap* 11, 16
Anticorpo anticitoplasma de neutrófilo 196
Antidoping 242
Arginina 220
ASLO 185
Autoflagelação 232

B

Bactérias 85, 154, 211
Bacteriúria 144
Beta-2-microglobulinas 112
Beterraba 91, 105
Bicarbonato 5, 10, 223
- de sódio 83
Bilirrubina 67, 68, 87, 102, 107, 127, 133, 245
- conjugada 133
Biópsia renal 190

C

Cadeia
- de custódia 241
- leves de imunoglobulinas 112
- leves livres 117
Cálcio 3, 191, 218
Cálculos de vesícula biliar 133
Cálculos renais 3
Candida albicans 214
Candidúria 214
Cápsula de Bowman 17
Carbonato 223

Cefalosporinas 38

Células
- atípicas 145
- epiteliais 154
- G1 147
- neoplásicas 145
- tubulares 134
- uroteliais 134

Centrifugação 75, 76

Céreos 244

Cetoacidose 10

Cetona 100

Cianeto-nitroprussiato 178

Cilindros 85
- granulosos 244
- hemáticos 149, 186
- hialinos 154
- leucocitários 150

Cilindrúria 144

Cistatina C 51, 172

Cistina 176, 178, 217, 218, 220

Cistinúria 220

Citometria de fluxo 156

Citrato 218

Citrobacter 105

Cloreto férrico 228, 230, 231

Cloro 5

Clorofórmio 89

Cockcroft e Gault 42

Concentração iônica 97

Conservantes 83

Contraste
- de fase 147
- radiográfico 161
- radiológico 159

Controle
- de qualidade 60, 64, 65
- externo da qualidade 59, 60, 65

Cor, aspecto 87

Coraliformes 223

Corpos cetônicos 87, 100

Counaham-Barret 48

Creatinina 14, 35, 37, 39, 42, 44, 46, 48, 51, 60, 81, 92, 169, 171, 197, 201, 218, 242

CrEDTA 39

Crise nefrítica 220

Cristais 85, 154

Cromatografia
- de açúcares urinários 237
- em camada delgada 178
- líquida 178

Cultura de urina 71

D

Densidade 97, 159, 160, 161, 165, 198, 242

Depuração
- da creatinina 40, 41, 93, 94
- renal 50

Diabetes insipidus 22, 23, 30, 31
- central 20
- nefrogênico 20

Diabetes mellitus 29, 30, 31, 115, 122, 124, 213

Diabetes tipo 1 30

Diabetes tipo 2 30

Digitalização de imagens 156

Dinitrofenil-hidrazina 228

Dipirona 38

Dismorfismo eritrocitário 147, 186

Dispersão de luz 152

Doença
- de Berger 189
- renal crônica 191

E

E. coli 212

Edema 185, 197

Elementos
- celulares 85
- figurados 65

Eletrodo íon seletivo 167

Eletroforese de proteínas 173

Ensaio de proficiência 60

Ensaios imunocromatográficos 174
Enterococcus spp. 211
Enzima conversora de angiotensina 25, 27
Equilíbrio acidobásico 7
Equipamentos de proteção individual 55
Erro
- aleatório 60
- proteico 98
- sistemático 60
Escherichia coli 105
Espectrofotometria 167
- de absorção atômica 167
- de emissão de chama 167
- por emissão de chama 168
- de massas 46, 169, 171, 229
- de massas com diluição isotópica 169
- de massas em tandem 231
Espermatozoides 154
Esterase 89
- leucocitária 104
Estercobilinogênio 245
Estruvita 223
Exame de urina 73

F

Falso-negativo 79
Fenilalanina 230
Fenilcetonúria 230
Filtração glomerular 35, 200, 201
Fluorescência 152
Fluoreto 89
Fluorocromo 137
Fluoróforo 137
Força centrífuga relativa 77
Formações amorfas 69
Formaldeído 89
Formol 101
Fosfato amoníaco magnesiano 217, 223
Fosfatos 69, 88
Fósforo 3, 218

Fotômetro de chama 167
Fotossensibilidade 233
Fração de excreção de sódio 32
Frutose 99
Fungos 153, 154, 214
Furosemida 6

G

Galactose 99
Galactosemia 237
Gamopatias monoclonais 117
Gasometria arterial 10, 13, 15
Giemsa 146
Glicose 3, 29, 67, 79, 87, 89, 95, 99, 107, 125, 159, 161, 162, 192
Glicose oxidase 99
Glicosúria 30, 125
- renal 192
Glomerulonefrite 111
- aguda 188
- difusa aguda 185
- proliferativa 187
Glomerulosclerose 194
Glucose 237
Gotículas de gordura 134, 151
Granulomatose de Wegener 196
Gravidade específica 165

H

Hemácias 69, 85, 132, 134, 154, 187
- crenadas 222
Hematúria 114, 127, 132, 144, 147, 189
- glomerular 147, 185
- macroscópica 185
Hemoglobina 85, 89, 101, 107, 129, 131, 147, 212
Hemoglobinúria 127, 131, 132
Hepatomegalia 244
Hepatopatia 244
Hialinos 244
Hidratação 129
Hidrômetro 166, 212

ÍNDICE REMISSIVO

Hifas 109
Hiperglicemia 124
Hiperosmolaridade 124
Hiperparatireoidismo 191
Hipertensão arterial 188
- sistêmica 185
Hiperuricemia 232
Hipoalbuminemia193
Hipoclorito 101
Hipoproteinemia 193
Hipóxia 10
Homocistina 177
Hormônio antidiurético 19, 21, 22, 27, 165
- atrial 25

I

Icterícia 244
Impedância 152
Imunodifusão radial 174
Imunoensaios colorimétricos 174
Imunofixação 120
Imunoglobulina A 190
Imunonefelométricos 174
Imunoquimioluminescentes 174
Imunoturbidimetria 174
Índice de refração 161
Infecção urinária 217
Interleucinas 213
Inulina 39
Io-hexol 39
Íon hidrogênio 3, 7, 10, 13
Iotalamato 39
Isothope dilution mass spectrometry 44

J

Jato médio 71

K

Kappa 119, 120
Kidney injury molecule 200
Klebsiella 105, 211

L

Lactato 16
Lactose 99
Lambda 119, 120
Leishman 146
Leucinose 236
Leucócitos 69, 85, 134, 154
Leucocitúria 107, 109
Levedura 109, 153, 154, 213
- e hemácias 151
Levodopa 79
Limiar renal 29
Limites de tolerância 60
Lipocalin-2 e Siderocalin 203
Lisina 220
Lisozima 112
Litíase renal 222
Lítio 24
Lúpus eritematoso
- disseminado 111
- sistêmico 196

M

Macrófagos 134
Macroglobulinemia de Waldenström 120
Manitol 161
Maple syrup urine disease 236
Massagem prostática 207
MDRD (*Modification of Diet in Renal Disease*) 46
Melanoma 227
Método de imunoturbidimetria ampliada por partículas (*latex-particle enhanced immunoturbidimetric assays – PETIA*) 172
Métodos enzimáticos 169
Métodos nefelométricos (*particle-enhanced nephelometric immunoassay – PENIA*) 172
Microalbuminúria 81, 122, 174
Microscopia
- de campo claro 135

- de campo escuro 143
- de contraste de fase 134, 139
- de fluorescência 137
- de imunofluorescência 190
- polarizada 141

Mieloma múltiplo 111, 120
Mioglobina 101, 113, 129
Mioglobinúria 114, 132

N

Necrose tubular aguda 24, 32
Nefelometria 120
Nefroesclerose 111
Nefrolitíase 107, 217, 218, 220
Néfron 17
Nefropatia por IgA 189, 190, 192
Neutrófilos 109
Neutrophil gelatinase-associated lipocalin 200, 203
Nictúria 30
Nitrato 109, 210, 212
- redutase 210

Nitrito 85, 105, 109, 209, 210, 212
Nitroprussiato de sódio 100

O

Ocronose 227
Odor amoniacal 69
Oligúria 32, 92, 185, 197
Ornitina 220
Ortotoluidina 89
Osmolalidade 19, 21-23, 163, 165
- urinária 9

Osmômetro 21, 165
- de pressão 164

Oxalato 108, 218
- de cálcio 222

P

Peroxidase 99
- microbiana 101

Peróxidos 101
pH 85, 89, 95, 98

Picrato alcalino 169
Polidipsia 23, 30
Poliúria 29, 30, 223
Ponto
- de congelamento 165
- de ebulição 163, 165

Porfiria 233, 235
- variegata 235

Porfobilinogênio 180, 235
Potássio 3
Pré-albumina 112
Pré-renal 199
Pressão de vapor 163, 165
Primeiro jato 72, 207
Programa de garantia da qualidade 60
Prostatite 207
Proteína 95, 98, 159, 161, 162, 212
- carregadora do retinol 112
- de Bence Jones 120

Proteinúria 111, 115
- de Bence Jones 112

Proteus 105
- mirabilis 211

Prova
- de acidificação 6
- de concentração urinária 9
- de restrição hídrica 20

Pseudomonas 105
Punção suprapúbica 72

R

Rabdomiólise 113
Radioimunoensaio 174
Reação de Jaffe 35, 169
Reação de Trinder 169
Refratometria 161, 162
Refratômetro 166
Renina 25, 27, 28
Renina-angiotensina-aldosterona 25, 27
Resposta urinária
Riscos biológicos 55

S

Saco coletor 72
Sal diazônio 102
Samonella 105
Schwartz 48
Secreção prostática 207
Secreção tubular 41
Síndrome
   - de Goodpasture 194
   - de Lesch-Nyhan 232
   - hepatorrenal 244
   - nefrítica 188
   - nefrótica 193, 194
Sódio 3
Sonda de alívio 71
Staphylococcus saprophyticus 211
Substâncias redutoras 237
Sulfato 108

T

Taxa de filtração glomerular 42, 44, 46, 48, 93, 193, 197, 200
Tc-DTPA 39
Teste
   - de Griess 109
   - de Watson-Schwartz 180, 235
   - do cianeto-nitroprussiato 176
Timol 89
Tira reagente 62, 64, 95, 97-105, 113, 129, 159, 166, 182, 209

Titulação colorimétrica-amperométrica 168
Tolueno 89
Treponema pallidum 143
Trichomonas 140
Turbidimetria 120

U

Uratos 69, 88
Urease 210, 223
Ureia 223
Uremia 197
Urina de 24 horas 74, 81, 92
Urinômetro 159, 166
Urobilina 67, 87
Urobilinogênio 87, 103, 133, 180, 245
Urocromo 67
Urodensímetro 88
Uroeritrina 67

V

Vaselina líquida 83
Vasopressina 23
Vitamina C 107

W

Wright 146

X

Xarope de bordo 236